Taiji

und gesundheitliches Gleichgewicht

Klemens J.P. Speer (Hrsg.)

Taiji
und gesundheitliches Gleichgewicht

Acht Aufsätze über die
gesundheitlichen Aspekte
der Qigong- und Taijiquan-Praxis

LOTUS PRESS

Das vorliegende Buch ist sorgfältig erarbeitet worden. Dennoch erfolgen alle Angaben ohne Gewähr. Weder Autoren noch Verlag können für eventuelle Nachteile oder Schäden, die aus den im Buch gemachten praktischen oder theoretischen Hinweisen resultieren, Haftung übernehmen.

Klemens J.P. Speer (Hrsg.):
Taiji und gesundheitliches Gleichgewicht

Zerhusener Str. 31a
49393 Lohne
Germany

www.lotus-press.com

Satz: Andreas Seebeck

ISBN-13: 978-3-945430-86-6

Übersicht

Inhalt

Vorwort und Einleitung

Klemens J.P. Speer

Schon im Jahr 2011 erschien ein umfangreiches geducktes Skript mit 14 Vorträgen (bzw. Referaten für Abschlussarbeiten) von T'ai Chi-Lehrerinnen und Lehrern im Eigenverlag des Herausgebers. Dieses Skript, das als Buch in DIN A4-Format herausgegeben wurde, ist auf Grund der großen Nachfrage inzwischen vergriffen. Da das Format zum Lesen nicht besonders handlich war und inzwischen eine ganze Reihe von weiteren Abschlussarbeiten vorliegen, sind aus diesen nun die besten Arbeiten zu drei Themenblöcken zusammengefasst worden.

Das vorliegende T'ai Chi-Buch ist das erste in dieser Reihe
Taiji und gesundheitliches Gleichgewicht.

Ein zweites und drittes Buch mit dem Schwerpunkten

Taiji für spezielle Gruppen (Zielgruppen)
Taiji im Management (für Taiji-Übende)

sind in Vorbereitung.

Ein Hinweis zur Schreibweise chinesischer Zeichen: Es wird in den Texten dieses Buches die alte englische Wade-Giles-Umschrift verwendet, also T'ai Chi (Taiji) und I Gong (Qigong) und T'ai Chi Ch'uan (Taijiquan). Die international verwendete chinesische Umschrift Pinyin steht oben in Klammern. Im weiteren Text wir oft Qigong verwendet. Qigong ist sehr viel später nach Europa gekommen und so wird auch in der gängigen Literatur meist die neue Schreibweise Qigong verwendet. Zudem wird in diesem Buch für die lange alte Schreibweise T'ai Chi Ch'uan in einigen Beiträgen die Abkürzung TCC verwendet.

Zur Einleitung möchte ich die Autoren und die Inhalte ihrer Vorträge kurz vorstellen. Genauere Angaben zu den Autoren sind ganz am Ende des Buches in Form einer Kurz-Vita mit Foto zu finden.

Da jeder Beitrag jeweils auch eine Einführung zum T'ai Chi enthält, wurde überlegt, ob es sinnvoll ist, eine allgemeine Zusammenfassung zum Thema T'ai Chi an den Anfang zu stellen. Diese Überlegung wurde jedoch fallen gelassen, da jeder Autor T'ai Chi unter einer anderen Perspektive beschreibt, nämlich unter derjenigen, die für seinen jeweiligen Vortrag von besonderer Bedeutung ist. Das hat einerseits den Vorteil, unterschiedliche Sichtweisen auf T'ai Chi vorgestellt zu bekommen und andererseits, dass so jeder Vortrag auch einzeln gelesen werden kann und in sich abgeschlossen ist.

Nun kurz zu den Inhalten der einzelnen Beiträge:

Der erste Beitrag von **Christiane Hartig** beschreibt sehr lebendig: „T'ai Chi und seine Wirkungen auf Gesundheit/Krankheit." Christiane Hartig gibt uns zum Einstieg einen Überblick über ein allgemeines Verständnis von westlicher und östlicher Medizin, insbesondere der Traditionellen Chinesischen Medizin (TCM), und geht darauf ein, wie aus westlicher Sicht der Körper aufgebaut ist. Ausgehend von den Haltungs- und Bewegungsprinzipien beschreibt sie sehr eindrücklich, wie T'ai Chi auf das periphere Nervensystem, die Bauchatmung, das Lymphsystem und auf Psyche und Geist einwirkt.

Der Beitrag von **Manuela Werner:** „Wirkungen des T'ai Chi auf Konflikte und Blockaden" ist vor dem Hintergrund ihrer langjährigen Erfahrungen mit ihrer Beratungspraxis geschrieben. Sie arbeitet heraus, was Blockaden und Konflikte sein können und beschreibt die Sichtweise von T'ai Chi auf das Thema. Mit Hilfe von T'ai Chi und anderen Übungen bietet sie Lösungsstrategien an, die sich auf innere und äußere Blockaden, sowie auf zwischenmenschliche Konflikte beziehen. Zudem gibt es Übungsvorschläge die jeder selbst praktiziert kann, um Blockaden und Konflikte aufzulösen.

Hildegard Malz beschreibt vor ihrem Hintergrund als Krankenschwester sehr kompetent: „Wie T'ai Chi Ch'uan (TCC) auf das

Lymphsystem und die Gelenkschmiere durch Atem-, Gelenk- und Muskelpumpen wirkt.“ Dabei arbeitet sie vor dem Hintergrund der westlichen Medizin und ihrer Kenntnisse des T’ai Chi Ch’uan heraus, wie das Lymphsystem und das Nervensystem im Zusammenspiel von Muskel- und Atem-Bewegungen auf das Immunsystem des Menschen einwirken.

Jutta Greve gibt einen umfangreichen Einblick in den Zusammenhang von: „T’ai Chi Ch’uan (TCC) und Ernährungsberatung in der Traditionellen chinesischen Medizin (TCM).“ Ausgehende von einem westlich-medizinischen Verständnis von Ernährung beschreibt sie ausführlich das Yin-Yang-Modell der Ernährung, das Modell der Zyklen, der Geschmacksrichtungen, der Jahreszeiten, die Bedeutung der Sinne, der emotionalen und geistigen Entsprechungen, der thermischen Wirkungen und der bioklimatische Faktoren in den 5 Wandlungsphasen. Abschließend wird der Zusammenhang zwischen der fünf T’ai Chi-Prinzipien und den Wandlungsphasen verdeutlicht und es werden allgemeine Ernährungsempfehlung im Sinne der TCM und Gemeinsamkeiten zwischen TCC und TCM herausgearbeitet.

Kim Susann Lühmann hat Ihr Referat über ihre zwei Berufsthemen geschrieben: Osteopathie und T’ai Chi. Ihr Referat arbeitet die Gemeinsamkeiten und Unterschiede beider Systeme heraus, Osteopathie als Behandlungsmethode und T’ai Chi als Übungsweg, den es selbst zu praktizieren gilt. Osteopathie als westlicher Ansatz und T’ai Chi als östliche Methode für mehr Gesundheit und Gleichgewicht.

Der Beitrag von **Margarete Kaufung:** „T’ai Chi und andere Entspannungsmethoden“ rundet das Thema Gesundheit durch den Abgleich mit anderen Entspannungs-Übungen ab. Es werden bekannte Methoden, wie Progressive Muskelentspannung nach Jakobsen, Autogenes Training nach Schulz, hinduistisches Yoga mit T’ai Chi Ch’uan als Entspannungs-Übung abgeglichen. Zum Abschluss stellt sie die Gemeinsamkeiten und Unterschiede dieser Methoden dar, und warum sich die Autorin für ihren persönlichen Weg des T’ai Chi entschieden hat.

Annette Schone beschreibt sehr fachkundig den Zusammenhang zwischen „T'ai Chi und Sport“ aus eigener ganz engagierten Erfahrung. Sie arbeitet die Unterschiede zwischen - und die verschiedenen Ziele von - TCC und Sport sehr deutlich heraus. Dann beschreibt sie, wie sich T'ai Chi Ch'uan generell mehr nach innen und Sport mehr nach außen richtet und untersucht auch, wo sich das jeweils eine im anderen wiederfindet. Dabei kommt sie zum Abschluss auf ihre ganz persönlichen Erfahrungen mit dieser Auseinandersetzung zu sprechen.

Der letzte Beitrag wurde von mir, **Klemens J.P. Speer**, geschrieben und ist 2017 entstanden. Er arbeitet neben den klassischen Schwerpunkten des Taiji: Jing, Qi und Shen, zwei weitere Schwerpunkte heraus, die für das Lernen im Westen von besonderer Bedeutung sind: Kommunikation und der Umgang mit Gefühlen im Unterricht. Dieser Beitrag thematisiert zudem, welche Aspekte wichtig sind, wenn Taiji als ein geistiger bzw. spiritueller Übungsweg unterrichtet werden soll.

Osnabrück, den 30.8.2019
Der Herausgeber,
Klemens J.P. Speer

1 - T'ai Chi Ch'uan und seine Wirkungen auf Gesundheit

Christiane Hartig

1.1 - Einleitung

Die meisten Menschen haben viele Wünsche, immer wenn ein neues Jahr beginnt, steht an erster Stelle, der Wunsch und das Streben nach Gesundheit. Was bedeutet Gesundheit für den Einzelnen? Die Weltgesundheitsorganisation WHO definiert diesen Begriff so:

Gesundheit ist ein Zustand vollkommen körperlichen, geistigen und sozialen Wohlbefindens und nicht die bloße Abwesenheit von Krankheit oder Gebrechen.

Dieses bedeutet, dass Gesundheit nicht auf die körperliche Gesundheit reduziert wird, sondern auch die geistigen und psychischen Aspekte einbezogen werden, wobei die Ernährung, das soziale Umfeld, eine gesunde Umwelt, Erfolg und Selbstvertrauen sowie andere positive oder negative Lebensumstände eine große Rolle spielen.

Wir können in vielen Büchern von den gesundheitlichen Wirkungen des T'ai Chi (Wenn in diesem Beitrag von T'ai Chi gesprochen wird ist immer T'ai Chi Ch'uan gemeint.) lesen, so auch in dem Forschungsbericht von Klaus Moegling - ausgehend von einem ganzheitlichen Gesundheits- und Bewegungsverständnis - auf den sich mein Vortrag größtenteils bezieht.

Er untersuchte die bisherige Literaturlage und dokumentierte den gegenwärtigen internationalen Forschungsstand zu den Ergebnissen der T'ai-Chi-Gesundheitsforschung.

Des Weiteren führte er eine Studie mit T'ai-Chi LehrerInnen durch, um die Wirkung auf die Gesundheit aus der Sicht dieser Zielgruppe zu untersuchen. Auch in Büchern von Petra und Toyo Kobayashi und Cheng Man-Ch'ing und last, but not least, in den Büchern von Klemens J.P. Speer, fand ich viel Informationen zu diesem Thema. Zunächst einmal:

1.2 - Wie ist der Körper aufgebaut?

In der untersten Ebene finden wir die Zelle als kleinste selbständige lebensfähige Einheit. Zellen bilden Gewebe und Organe, die wiederum zu größeren Organsystemen zusammengefasst sind. Z.B. besteht das

Organssystem des Atmungstraktes aus den einzelnen Organen Mund, Nase, Rachen, Kehlkopf, Luftröhre, Bronchien und den beiden Lungenflügeln.

Weitere Organsysteme sind:

Bewegungs- und Stützapparat mit dem Skelett, Bändern, Sehnen und Muskeln.

Nervensystem mit Gehirn, Rückenmark, Nerven, Sinnesorganen, z. B. Augen und Ohren.

Hormonsystem mit allen Drüsen und Gewebe, die Hormone und hormonähnliche Stoffe produzieren.

Immunsystem mit Lymphbahnen, Lymphknoten, weißen Blutkörperchen, Thymus, Milz und Tonsillen (Mandeln).

Herz-Kreislaufsystem mit Blut, Herz und Blutgefäßen

Verdauungssystem mit Speiseröhre, Magen, Dünndarm, Dickdarm, Rektum, Leber und Bauchspeicheldrüse.

Harntrakt mit Nieren, Harnleiter, Harnblase und Harnröhre.

Fortpflanzungsorgane
Mann: Hoden, Nebenhoden, Prostata und Penis.
Frau: Eierstöcke, Eileiter, Gebärmutter, Scheide und Brustdrüsen

1.3 - Wie unterscheidet sich westliche Medizin von traditioneller chinesischer Medizin?

Unsere westliche Medizin beschränkt sich mehr oder weniger auf die Gesundheit des Körpers, beschäftigt sich aber kaum mit der menschlichen Seele und dem Geist. Sie verlässt sich auf eine ausgefeilte Gerätemedizin, betrachtet aber nicht den Menschen in seiner Ganzheit.

Es werden die Symptome einer Krankheit behandelt, die Ursachen bleiben oft im Verborgenen. Anders in der traditionellen chinesischen Medizin.

Dort gibt es eine andere Auffassung von Gesundheit, eine gute Gesundheit ist abhängig von dem harmonischen Zusammenspiel aller Kräfte in unserem Körper. Man sieht in einer Erkrankung kein begrenztes Geschehen, sondern den Ausdruck der Disharmonie des gesamten Körpergeschehens. Es gilt, diese Harmonie wiederherzustellen.

1.4 - Was kann ich tun, um meine Gesundheit zu stärken?

Die Möglichkeit, meine Gesundheit durch eigenes Bemühen länger zu erhalten, ist wichtig wie eh und je. Das Gefühl, die Möglichkeit zu haben, meine Selbstheilungskräfte zu aktivieren, das Immunsystem zu stärken, schenkt mir ein großes Maß an gesundheitlicher Eigenverantwortung. Neben bewusster Ernährung, Vermeiden von Risikofaktoren wie Alkohol, Übergewicht und Nikotin kann ich mit gesunder, regelmäßiger Bewegung Körper, Geist und Seele ins Gleichgewicht bringen.

1.5 - Was wird unter dem Bewegungssystem T'ai Chi verstanden?

Der Begriff T'ai Chi findet sich erstmals in einem der ältesten Bücher Chinas, dem I Qing und offenbart sich in der Form von Yin und

Yang. Seine energetischen Wandlungsphasen werden mit den Fünf Elementen Wasser, Holz, Feuer, Erde und Metall beschrieben.

Der ständige Wechsel von hart und weich, Ruhe und Bewegung, alle Wandlungen des Himmels und der Erde, ohne Ausnahme, gründen auf diesem Prinzip. Ist der Körper im Einklang, stehen die Organe in erzeugender (Yang) und bändigender (Yin) Beziehung zueinander. Befindet er sich nicht mehr im Gleichgewicht, zerstören sich die Elemente untereinander, sie sind dann zu gering ausgeprägt oder zu dominant.

1.6 - Die fünf Wandlungsphasen in der TCM

Nach der TCM sind unsere Organe den 5 Elementen oder 5 Wandlungsphasen wie folgt zugeordnet:

- Wasser: Niere/Blase
- Holz: Leber, Gallenblase
- Feuer: Herz und Dünndarm
- Erde: Magen, Milz, Bauchspeicheldrüse
- Metall: Lunge und Dickdarm

Beim T'ai Chi gibt es keine einzelnen Übungen zur Stärkung eines Organs oder Kräftigung eines Körperteils, der Körper wird immer als Ganzes angesprochen.

T'ai Chi ist ein Teil der Traditionellen Chinesischen Medizin, die davon ausgeht, dass auf Energieleitbahnen, den sogenannten Meridianen, das Chi durch unseren Körper fließt. Wie die Flüsse alles Notwendige zum Leben in die Städte bringen, so wird die Lebensenergie „Chi" über die Meridiane zu den einzelnen Organen gebracht.

An den Akupunkturpunkten verbindet sich das Chi mit dem Blutkreislauf. Eine Krankheit ist insofern gleichbedeutend mit einem Stau des Energieflusses durch eine Unausgewogenheit von Yin und Yang.

Die Übungen des T'ai Chi sind so angelegt, dass sie unsere Lebenskraft (Chi) wecken und so diesem Ungleichgewicht entgegentreten.

Durch die Übungen, verbunden mit der tiefen Bauchatmung entwickelt T'ai Chi unser größtes Energiezentrum, das untere Tan T'ien, welches sich ca. 3 Finger breit unterhalb des Nabels befindet.

Doch erst dann, wenn der Übende in der Lage ist, die Energie dort zu sammeln und durch Lenkung der Aufmerksamkeit in alle Körperteile zu schicken, kann sich die Gesundheitswirkung des T'ai Chi voll entfalten.

Stress und seelische Leiden werden reduziert und das gesamte Nervensystem wird gestärkt. In einem Vortrag gefiel mir ganz besonders ein Satz: Gäbe es ein Medikament mit der gleichen Wirkung von T'ai Chi, es wäre unbezahlbar.

1.7 - Die Haltungs- und Bewegungsprinzipien im T'ai Chi

1. **Sinken:** Kontakt zum Boden, Kreuzbein sinken lassen, Leiste leicht beugen, in den Knien einsinken, entspannen - loslassen, erden, wurzeln, klare Gewichtsverlagerung - voll und leer.
2. **Aufrichten**: Wachsen, Aufrichten zum Scheitelpunkt, Kinn zurücknehmen, Schultern hängen lassen, Brustbein und Kreuzbein sinken lassen.
3. **Zentrieren**: Bewegung aus der Mitte, Einheit des Körpers, d.h. Arme und Hüfte drehen gleichzeitig, zentriertes Gleichgewicht zwischen horizontaler und vertikaler Körperebene, spiralförmiges Drehen und Sinken nach unten in den Fuß und nach oben, entspannte tiefe Atmung bis zum Tan T'ien.
4. **Fließen**: Gleichmäßig, stetig, langsam, leicht, belebt, rund, schwimmen in der Luft, rhythmisch, klare Gewichtsverlagerung - voll und leer, öffnen und schließen, führen und folgen, einatmen und ausatmen.
5. **Loslassen**: Körperliche Entspannung, geistige Sammlung, Aufmerksamkeit, Freude, Frieden, Ruhe, Stille, Leere, Ganz - sein, keine Kraft anwenden, sich selbst zurückstellen, Gelassenheit, sich fallen lassen, sich hingeben, sich versenken.

Ohne die Einhaltung dieser Prinzipien ist T'ai Chi vergleichbar mit einer Gymnastik, die sich nur auf den Körper beschränkt. Wir haben es aber mit einem Übungssystem zu tun, das an der Ganzheit des menschlichen Wesens ausgerichtet ist.

1.8 - Skelett, Sehnen, Bänder und Muskeln beim T'ai Chi

Wie profitiert unser Skelett mit Sehnen, Bändern und der Muskulatur vom T'ai Chi?

Da die Füße beim Üben Basis der Standfestigkeit und Verwurzelung sind, „dürfen diese zuerst an den Start gehen“: Unsere Füße tragen das ganze Leben lang unser gesamtes Körpergewicht, doch meistens werden sie nur sehr einseitig belastet. Die gleichmäßige Verteilung des Körpergewichts auf Ferse und Ballen trägt dazu bei, das Längs- und Quergewölbe und den stützenden Bandapparat zu entlasten.

Das bewusste Aufsetzen des Fußes und das langsame Abrollen festigt die Fußmuskulatur und hilft gegen Dysbalancen im Fußbereich. Durch die fließende und gleichmäßige Gelenkbelastung kommt es zu einer besseren Versorgung des Gelenkknorpels auch in tiefere Bereiche hinein.

Wir können unsere Füße mit den Wurzeln eines Baumes vergleichen und die gilt es zu stärken durch Vorwärts-, Rückwärts- und Seitwärtsgehen. Zudem wird durch das Abrollen des Fußes die Venenpumpe aktiviert, die behilflich ist, das venöse Blut zum Herzen zurück zu pumpen. Die Durchblutung wird angeregt und die Versorgung der peripheren Gefäße verbessert (z. B. bei kalten Händen und Füßen).

Wichtig ist die Haltung des Knies über der Fußspitze, sie sorgt dafür, dass eine gleichmäßige Druckverteilung im Kniegelenk erfolgt. Aufgrund der sanften und immer wiederkehrenden Stimulierung der Gelenkaktivitäten kommt es zu einer besseren Versorgung des Gelenkknorpels in tiefere Bereiche hinein. Zudem kann es zu einer Dickenzunahme des Knorpels und zu einer Aktivierung der Gelenkschmierung kommen, was degenerativen Prozessen entgegenwirkt (degenerativ: Entartung).

Durch die leicht gebeugten Kniegelenkswinkel wird die Oberschenkelmuskulatur gestärkt. Auch das Hüftgelenk wird durch die sanften Dreh- und Dehnbewegungen geschmeidiger. T'ai Chi unterscheidet sich von anderen Sportarten insofern, dass unser Gewebe mit Energie angereichert wird und so mit der Zeit die Elastizität „eines Gummibandes" erreicht.

Bei anderen sportlichen Dehnübungen schrumpfen die Muskeln und Sehnen wieder auf die ursprüngliche Länge zurück. Durch diese energetische Gewebestärkung erfolgt ein verbesserter Schutz vor plötzlichen ruckartigen Stößen und Zerrungen in unserem Alltag.

Teile der Gesäßmuskulatur und die Hüftstrecker sorgen für eine gute Beckenaufrichtung, die die Basis für einen geraden Rücken bildet. Durch das Hinunterziehen des Steißbeins wird die Lordose der Lendenwirbelsäule ausgeglichen und sorgt so für muskuläre Entspannung im unteren Rücken. Sitzende Tätigkeiten und einseitige Alltagsbelastungen führen oft zu einer Verkürzung der Adduktoren, (zur Körperachse heranziehende Muskeln) was zu einem chronisch gekippten Becken mit Hohlkreuz führen kann.

Die Streckung der Brustwirbelsäule wirkt ebenso muskulären Verspannungen und Nervenreizungen entgegen. Die Kontaktflächen der Gelenke und Wirbelkörper werden optimiert. Zumindest für die Zeit des Übens wird einer Fehlhaltung im Rücken entgegengewirkt, was sich auch in einer besseren Atemtätigkeit erfahren lässt.

Eine zur Verkürzung neigende Brustmuskulatur wird durch die Öffnung des Brustraums gedehnt und die obere Rückenmuskulatur gestärkt.

Durch die Vorstellung, dass die Schultern auseinandertreiben, kann sich eine verspannte Schulter- und Nackenmuskulatur lösen.

Durch die leichte Abwärtsneigung des Kinns während des Übens wird der häufig verkürzte Kopfstrecker leicht gedehnt. Die Nackenmuskulatur hat u. a. die Aufgabe, den Kopf entgegen der Schwerkraft im Gleichgewicht zu halten, was angesichts seines Gewichtes von 4 bis 5 kg eine große Kraftanstrengung ist.

Wichtig ist außerdem ein entspanntes Kiefergelenk, wobei sich die Zahnreihen nicht berühren sollten. Die Zunge liegt am oberen Gaumen, was wiederum den Energiefluss begünstigt. Ein inneres Lächeln (es darf natürlich auch ein äußeres sein) entkrampft das ganze Gesicht.

Die symmetrischen Bewegungen, z.B. bei der Ballhaltung, wirken muskulären Verspannungen im Bereich der Schulter-, Brust- und Rückenmuskulatur entgegen. Die Zufuhr von Nährstoffen optimiert sich, das Knochenmark wird zur Bildung von roten Blutkörperchen angeregt und so der Entstehung von Osteoporose entgegengewirkt. Arthrosen können gelindert und Gelenkbeschwerden vorgebeugt werden.

1.9 - Zentrales und peripheres Nervensystem und T'ai Chi

Wie profitiert unser zentrales und peripheres Nervensystem von einer aufgerichteten Wirbelsäule?

Zentrales Nervensystem = Gehirn und Rückenmark

Peripheres Nervensystem = alle außerhalb dieser Zentren liegenden Nervenzellen u. Nervenbahnen (steuert die Skelettmuskulatur)

Die Wirbelsäule ist nicht nur eine Ansammlung von ca. 30 Knochen (7 Halswirbel, 12 Brustwirbel, 5 Lendenwirbel, 5 Kreuzbeinwirbel, die zu einem kompakten Knochen verschmolzen sind und 4 verkümmerte Steiß"wirbel"), sondern ein Energiekanal mit vielen lebensnotwendigen Funktionen und Schutzgerüst des Rückenmarkkanals.

Das Rückenmark ist die Verbindung zwischen dem Gehirn und den Rückenmarksnerven. Es leitet über große auf- und absteigende Leitungsbahnen Nervenimpulse vom Gehirn zur Peripherie und umgekehrt.

Durch die natürliche Biegung der Halslordose, Brustkyphose und Lendenlordose liegen unsere Wirbel immer ziemlich eng aneinander, ganz besonders, wenn unser Rücken durch eine Schiefhaltung o. ä. verspannt ist. Sicher ist es nicht das Ziel, den ganzen Tag mit einer aufgerichteten Wirbelsäule (WS) herumzulaufen. Aber den Rücken im Verlauf des Tages immer mal wieder zu entspannen ist wohltuend. Das Nervensystem profitiert ganz besonders von einer aufgerichteten Rückenhaltung. Die Spinalnerven (verbinden Rückenmark mit dem Körper) können freier aus den Zwischenwirbellöchern heraustreten und so die Haut und die Muskulatur besser versorgen. Eine schlechte Haltung beeinträchtigt außerdem lebensnotwendige Vorgänge wie die Gehirntätigkeit durch Mangel an Sauerstoff.

Erwähnen möchte ich in diesem Zusammenhang besonders die immer wiederkehrenden „Überkreuzbewegungen“ beim T'ai Chi, die eine bessere Zusammenarbeit der rechten und linken Gehirnhälfte gewährleisten. Z. B.: Affe abwehren oder der Hahn steht auf einem Bein, wo jeweils der rechte Arm und das linke Bein gegengleich üben, was unsere emotionale und rationale Seite gleichermaßen anspricht. Des Weiteren sorgen „Einbeinsituationen“ für eine bessere Balancefähigkeit, wodurch das Fallrisiko, gerade bei älteren Menschen, gemindert wird.

Da sich die Nervenbahnen zu einem großen Teil unserer Muskelzellen bedienen, lässt sich die erhöhte Reaktions- und Koordinationsfähigkeit des Übenden erklären, denn neben der Weiterleitung der Nervenzellaktivität werden über das Rückenmark auch Reflexe übermittelt, z. B. wenn wir uns beim Stolpern mit den Händen abstützen oder die Finger schnell von einer heißen Herdplatte wegziehen.

Auch Kopfschmerzen wurden durch die freieren Austrittskanäle und somit optimale Versorgung des Gehirns gelindert oder die Anfallshäufigkeit reduziert (Studie von Klaus Moegling).

Sympathikus/Parasympathikus, das vegetative Nervensystem

Das vegetative Nervensystem besteht aus dem Sympathikus und dem Parasympathikus und hat die Aufgabe der Steuerung lebenswichtiger Organfunktionen wie Atmung, Stoffwechsel, Hormonhaushalt, Verdauung sowie Wasserhaushalt. Es gewährleistet ein Zusammenwirken der einzelnen Teile des Körpers und ist durch unseren Willen kaum beeinflussbar.

Der Sympathikus wird vor allem bei äußeren Aktivitäten erregt (z. B. körperliche Arbeit, Stress), der Parasympathikus dominiert bei nach innen gerichteten Körperfunktionen. Durch deren Zusammenspiel erfolgt eine optimale Anpassung der jeweiligen Bedürfnisse des Körpers. Allerdings nur dann, wenn unser vegetatives Nervensystem im Gleichgewicht ist. Beispiel: Wir stehen in einem Verkehrsstau und sind nervös, können aber nicht weglaufen und werden ungeduldig (der Sympatikus wird erregt).

Meistens beruhigt sich der Körper nach einiger Zeit wieder. Kommt es aber zu Dauerstress, Angst und Nervosität, können wir nicht mehr entspannen und Körper und Geist verlieren allmählich ihre Energie und Gesundheit.

Was können wir tun, um den Parasympathikus zu aktivieren? Durch T'ai-Chi-Übungen helfen wir unserem Körper, schneller in diese aufbauende Ruhe-Phase zu gelangen.

Der Wechsel von Anspannung zur Entspannung gelingt eher durch leichte fließende Bewegungen als nur durch Ruhe, wie z. B. beim Autogenen Training. Die sanfte muskuläre Aktivität stärkt das Nervensystem und führt zum Abklingen vegetativer Überreiztheit.

1.10 - Die Wirkung von T'ai Chi-Bewegungen und Bauchatmung auf die Organe

Wie wirken T'ai-Chi-Bewegungen und die tiefe Bauchatmung auf unsere Organe?

Ein ganz wichtiger Gesundheitsaspekt beim T'ai Chi ist die tiefe Bauchatmung. Durch die langsamen Bewegungen und die entspannte Haltung finden wir erst die Ruhe und Konzentration, die eine solche Atmung möglich macht.

Zentrale Bedeutung für die Atmung hat das Zwerchfell. Es wölbt sich wie eine Membran über Magen, Leber und Milz und reicht bis zur Lendenwirbelsäule. Da die Lunge nicht selbst aktiv beweglich ist, folgt sie bei den Atembewegungen der Erweiterung und Verengung des Brustkorbs.

Die Weite des Brustraums wird durch die Rippenstellung und den Stand des Zwerchfells bestimmt.

Es ist kuppelartig gegen die Brusthöhle gerichtet und trennt Brust- und Bauchhöhle voneinander.

Das Herz ist über den Herzbeutel fest mit dem Zwerchfell verbunden. Beim Einatmen senkt sich die Zwerchfellkuppel und dehnt so die Lungenflügel, Sauerstoff wird eingeatmet.

Beim Ausatmen entspannt das Zwerchfell, die Zwerchfellkuppel wird angehoben, Kohlendioxid ausgeatmet. Durch die Sauerstoffaufnahme und die dadurch verstärkte Durchblutung erhöht sich der Gasaustausch in den Lungenbläschen und das Lungengewebe wird gestärkt.

Durch das ruhige und tiefe Atmen wird die Anzahl der Atemzüge geringer, was zu einer allgemeinen Beruhigung des Körpers führt. Teilnehmer einer T'ai Chi-Gesundheits-Studie von Moegling hatten durch die tiefere Atmung und die sanften Bewegungen ein stärkeres Zwerchfell, besser ausgeprägte Muskeln der Thoraxwand und eine geringere Verknöcherung der Rippenknorpel.

Auch das Herz profitiert von unserer Atmung. Durch das Druckgefälle beim tiefen Ein- und Ausatmen wird das nach oben Pumpen des Blutes unterstützt. Dadurch erhöht sich die Elastizität der Blutgefäße, was zu einer vollständigeren Blutversorgung der Koronararterien und einer kräftigeren Herzkontraktion führt.

Somit wird die Versorgung unserer gesamten Körperzellen mit frischem Sauerstoff und Nährstoffen gewährleistet. Die ruhigen und tiefen Atemzüge begünstigen eine Verlangsamung des Herzschlags und wirken ausgleichend auf niedrigen oder erhöhten Blutdruck.

Durch Bewegung in Verbindung mit der tiefen Bauchatmung gelangt vermehrt Sauerstoff ins Blut, so dass auch die kleinen Kapillargefäße versorgt werden und sich besser entwickeln können. Die Bildung von roten und weißen Blutkörperchen kommt ins Gleichgewicht. T'ai Chi ist ein gesundes Herz-Kreislauftraining, auch für Personen mit niedrigem Trainingszustand.

Somit ideal geeignet für Herzgruppen, da es durch seine Sanftheit niemals überfordert. Untersuchungen haben ergeben, dass sich sogar eine abnormal erhöhte Herzfrequenz (Tachycardie) oder eine sehr langsame Herzfrequenz (Bradycardie) zum Positiven regulieren. Ein niedriger oder erhöhter Blutdruck kann ausgeglichen werden.

Durch die öffnenden und schließenden Bewegungen und die deutliche Verstärkung der Zwerchfellaktivität werden die inneren Organe kräftig massiert und das Bindegewebe gestärkt. Der Grundstoffwechsel (Kalorienverbrauch), Fettstoffwechsel (Cholesterin, Triglyceride), der Kohlehydratstoffwechsel (Insulin) usw. werden erhöht bzw. harmonisiert. Auch die Nieren, die links und rechts der Wirbelsäule dicht unter dem Zwerchfell liegen, profitieren von der Harmonie der Bewegungen und der tiefen Atmung, was eine Regulierung des Wasser- und Elektrolythaushalts und der Entgiftungsfunktion begünstigt.

Das Lymphsystem

Auch unser Lymphsystem profitiert von den langsamen und entspannten Bewegungen des T'ai Chi. Die Lymphknoten befinden sich im Hals, in der Brust, Achselhöhlen, Leisten, Ellenbogen und Knien.

Das Lymphsystem besitzt keine Pumpe, wie etwa das Herz für unseren Kreislauf, sondern ist auf die Muskulatur angewiesen, welche die Lymphflüssigkeit weiterbefördert. Leider sind gerade die Körperteile, die für das Lymphsystem so wichtig sind, in unserer stressigen Welt so verspannt, dass die Lymphe oft nur träge fließt.

Mit seinen öffnenden sanften Übungen ist T'ai Chi ein idealer Stimulus für das gesamte Lymphsystem. Bei regelmäßigem Training kann sich der Körper leichter von schädlichen Schlacken und Bakterien befreien. Die Immunabwehr und die Abwehrkräfte werden gestärkt und die Regeneration des Körpers im Krankheitsfall verbessert.

Wenn die Lymphe träge fließt, sammeln sich Fett und Wasser unter der Haut, was u. a. zu Cellulite führen kann (Frauen aufgepasst!). Ein gesundes Lymphsystem und ausreichende Sauerstoffversorgung erneuern die Zellen und verbessern die Nährstoffversorgung, so dass die Haut gesund und frisch aussieht.

1.11 - Auswirkungen auf Psyche, Geist und Lebensphilosophie

Die positiven Auswirkungen auf unsere Psyche haben einen hohen Stellenwert und kommen bei regelmäßigem Üben fast von allein. Durch die ruhigen, zeitlupenartigen Bewegungen erfahren wir Ruhe und Gelassenheit.

Wir werden ausgeglichener, Nervosität und Überreiztheit nehmen ab. Der Geist wird ruhig, entspannt und leer. Die Bewegungen werden ohne Kraftanstrengung ausgeführt. Der Geist (Wille, Bewusstsein) führt den Körper und lenkt das Chi.

Innere Ruhe und Gelassenheit kehren ein. Das Denken kommt zur Ruhe. Wir sind mit unserer Aufmerksamkeit im Hier und Jetzt.

Seelische Blockaden und Anspannungen lösen sich auf. Ängste werden erkannt und können reduziert, gelindert oder gelöst werden. Bei sportlichen Übungen kennen wir die Entwicklung von Glücksgefühlen, durch Endorphine ausgelöst. Doch die Wirkung des T'ai Chi geht weit darüber hinaus.

Üben wir regelmäßig, kommen wir in einen Zustand, den die Chinesen Wu Wei nennen. Es entspricht in etwa dem Alpha-Zustand im Gehirn (der in der westlichen Psychologie bekannt ist), der unsere Einstellung zum Leben mit der Zeit erheblich verändern kann.

Hierzu ein Zitat aus dem Tao Te King:

> *Führe die Geschäfte ohne Tun, Predige die Lehre ohne Worte.*
> *Gib den Dingen Leben, ergreife aber nicht Besitz davon.*
> *Vollbringe, beanspruche aber keine Anerkennung*
> *und weil du keinen Anspruch auf Anerkennung erhebst,*
> *kann dir diese auch nicht genommen werden.*

Für unseren Alltag kann dies bedeuten, dass wir bereit sind zu investieren, aber nicht im gleichen Zuge etwas zurückerwarten.

Wir befreien uns von Erwartungen. Mit dem Fluss des Lebens mitfließen (aber aus der eigenen Mitte heraus), nicht gegen den Strom schwimmen, spart viel Kraft.

Wir werden toleranter, nehmen unsere Mitmenschen so an, wie sie sind. Ruhe und Gelassenheit nehmen zu. Unser Selbstvertrauen und die Selbstachtung wachsen. Wir lernen loszulassen von alten Lebensmustern, Vorurteilen oder unerfüllbaren Wünschen. Wir bleiben in unserer Mitte, reagieren ausgewogen.

Nicht immer wird uns dies gelingen, aber vertrauen wir auf unsere Übungen, sie bringen uns jeden Tag ein Stückchen weiter. Wirklichen Nutzen erfährt der Körper aber erst dann, wenn wir regelmäßig unserem Training nachgehen. Optimal wäre täglich eine Übungsdauer von 20 bis 30 Minuten.

1.12 - Kontraindikationen für T'ai Chi

Gesundheit und Krankheit sind wie Yin und Yang. Fast nie sind wir vollständig im Gleichgewicht. Krankheit kann ein Ungleichgewicht anzeigen und damit zu einem Freund werden, der uns zeigen möchte, dass wir etwas ändern müssen, um wieder gesund zu werden.

Moegling hat eine große Zahl an T'ai Chi-Bücher zu diesem Thema untersucht und nur wenig gesundheitsschädigende Wirkungen gefunden.

Bei Grippeerkrankungen oder starken Durchfallerkrankungen wird empfohlen, nicht zu üben, da der Körper dann zuallererst Ruhe benötigt.

Bei Herzkranken oder Schlaganfall gefährdeten Patienten ist Vorsicht geboten bei Übungen mit plötzlichem Abhocken und Aufrichten. Vorsicht bei Partner-Übungen, wo zu viel Krafteinsatz erfolgt.

Bei Risikoschwangerschaften nur nach Absprache mit dem Gynäkologen.

Bei kaltem Wind oder heißer Sonne sollte draußen aufs Üben verzichtet werden, abends auch in Großstädten, wenn sich die Luft verschlechtert hat.

Dann sollte eher in geschlossenen Räumen geübt werden.

Nach ausgiebigen Mahlzeiten empfiehlt sich, erst einmal eine Pause einzulegen, um die Verdauung nicht zu stören, da im Extremfall Störungen im Magen/Darmbereich entstehen können.

Patienten mit chronischen Erkrankungen sollten Intensität und Übungsbelastung mit dem behandelnden Arzt besprechen.

Bei akuten Knieproblemen (z. B. Meniskusschaden, Problemen mit der Kniescheibe, schwachen Bändern sowie stark ausgeprägte X- und O-Beine) oder Hüftgelenksfehlstellungen, sollte nur für kurze Zeit oder mit geringerer Kniebeugung geübt werden.

Bei Muskelkater und Unwohlsein sollte die Übungsdauer abgesenkt werden.

Auf Alkohol und Nikotin sollte vor dem Üben verzichtet werden, da beide „Gifte" zu einem Verlust der Sensibilität führen, so dass kaum noch eine Entspannung erfolgen kann.

T'ai Chi darf nur kurzfristig zur Kompensation einer Anspannungsphase eingesetzt werden, kann aber eine Balance zwischen anspannenden und erholsamen Lebenssituationen nicht ersetzen.

Wir dürfen uns nicht auf Dauer überfordern. T'ai Chi würde hierbei die Erkenntnis einer langfristigen Überforderung verzögern und somit dem Körper eher schaden.

Kontraindikation auch bei Psychosen. Die meisten Patienten bekommen Tabletten zur Behandlung, T'ai Chi würde deren Wirkung entgegentreten.

Bewegungs- und Haltungsfehler, die sich negativ auf unsere Gesundheit auswirken können

Ein zu weites Beugen des Knie (über die Fußspitze hinaus) oder eine Verdrehung der Knie nach innen oder außen kann zu schmerzenden, überdehnten Kniegelenken führen.

Schlechte Beckenführung, z. B. beim Schaukelschritt können Muskelverspannungen im ganzen Körper verursachen und es entsteht ein Ungleichgewicht.

Eine unkorrekte Haltung der Wirbelsäule bzw. des Kopfes kann zu einer einseitigen Muskelbelastung und zu einer Blockierung des Energieflusses führen. Die Organe können dann nicht optimal funktionieren.

Auch ein Abweichen der Haltung nach vorne oder hinten führt auf Dauer zu einer Verspannung der gesamten Rückenmuskulatur, dass verhindert eine psychische Entspannung.

Ein Hochziehen der Schultern verkrampft die Schulter/Nackenpartie, was gleichzeitig zu einer Minderdurchblutung des Gehirns führen kann.

Überdehnung der Muskulatur durch ungenügendes Aufwärmen.

Ist die Beckenkippung und Kniesenkung nicht tief genug, kann es zu ischialgieartigen Schmerzen im Rücken kommen.

Atem anhalten während des Übens führt zu Verspannungen, das Energiesystem ist gestört. Kommt die Atembewegung nicht aus dem Zentrum, kann dies zu einer Überbelastung der Hals- und Schulterregion führen.

Zuviel Wille, zu wenig Spaß erzeugt zusätzlichen Stress, keine Entspannung möglich.

Die Isolierung der Arme vom restlichen Körpergeschehen führt zu verspannten Schultern/Nacken.

Ist der Bauch während des Übens nicht entspannt, kann es zu unruhiger Atmung, schnellem Puls, Herzjagen, Kopfschmerzen und anderen Symptomen kommen.

1.13 - Quellenhinweise

1. **Toyo und Petra Kobayashi**, Einswerden mit dem Tao, Hugendubel-Verlag
2. **Toyo und Petra Kobayashi**, T'ai Chi Ch'uan, Irisiana, Hugendubel-Verlag
3. **Klaus Mögling**, Untersuchungen zur Gesundheitswirkung des T'ai Chi Ch'uan
4. **Cheng Man-Ching**, Dreizehn Kapitel zu T'ai Chi Ch'uan
5. **Klemens J. P. Speer**, Skript zu den Wirkungen des T'ai Chi Ch'uan
6. **Klemens J. P. Speer**, Skript zu den Äußere Welten in T'ai Chi Ch'uan

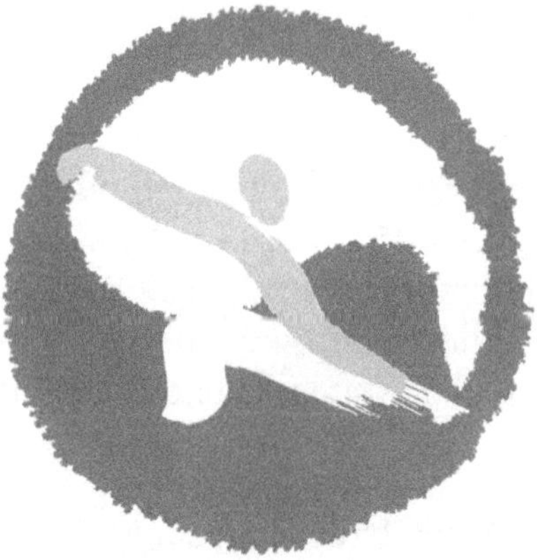

2 - Wirkungen des T´ai Chi Ch´uan auf Konflikte und Blockaden

Manuela Werner

2.1 - Konflikte und Blockaden

Was ist ein Konflikt?

Ein Konflikt ist ein Zusammenstoß zwischen zwei oder mehreren Konfliktparteien. Ein Streit, Widerstreit oder Zwiespalt, der eine gleichzeitige Verwirklichung der Tendenzen oder Absichten der Konfliktparteien nicht möglich erscheinen lässt.

Die Auswirkung eines Konfliktes, der AUS – EIN – ANDER – SETZUNG, sind von den Strategien und Potentialen der Konfliktparteien abhängig.

Die Strategien zur Lösung bzw. Beilegung des Streites (Zwang, Vermeidung, Nachgeben oder Zusammenarbeit) lassen unterschiedliche Ergebnisse zu.

Der Idealfall wäre eine WIN-WIN- Situation durch Zusammenarbeit. Zwang erzeugt eine WIN-LOSE- Situation, Nachgeben eine LOSE-WIN-Situation und Vermeiden eine LOSE-LOSE-Situation.

„ES BEWEGT SICH NICHT IM EINKLANG“…aber bewegt!

Was ist eine Blockade?

Blockaden sind Sperren, die dazu gedacht sind, jemanden oder etwas nicht an etwas heran- oder durchzulassen. Dieses soll dadurch entweder geschützt, versteckt, verheimlicht oder vorenthalten bleiben.

Man baut Blockaden „extra“ auf. Es gibt sie beim Militär und in der Politik, im Sport und im Spiel. Verkehrs- und Wasserwege können blockiert sein.

Im Körper können Gefäße und Gelenke, Fähigkeiten der Nerven und Muskeln etc. blockiert sein.

Der friedliche Abbau von Blockaden bedingt meist eine Sicherstellung des zu schützenden Bereiches durch andere Maßnahmen. Es kommt zu Verhandlungen und Angeboten. Eine Blockade kann auch (gewalt-)tätig abgebaut oder zerschlagen werden. Das Umgehen und Ausweichen ist ebenfalls möglich. Fragt sich, ob dann neue Blockaden an anderer Stelle errichtet werden?

„DIE BEWEGUNG HÄLT HIER AN"…geht in Stille…weiter!

Welche Konflikte und Blockaden kann es im einzelnen Menschen geben?

Hier ist uns mit einer Visualisierung vielleicht am meisten geholfen?

Der Mikrokosmos „Mensch" skizziert - angeschaut- ermöglicht uns einen Moment der Erinnerung an seine umfangreiche Anatomie.

Der physische Körper mit seinen wunderbaren Gefäßen, Organen, Gelenken, Muskeln, Nerven und Flüssigkeiten. Der energetische Körper mit seinen Energietoren und -zentren, umhüllt von seinen ätherischen Energiefeldern.

Zwischen allen Bereichen feinstoffliche Kanäle, die für harmonische Abläufe und Gesundheit auf allen Ebenen sorgen wollen.

Wo sind die Konflikte und Blockaden im einzelnen Menschen? Auf welchen Ebenen nimmt der Mensch wahr?

…gehen wir weiter...einfach so...zu anderen Menschen, Wesen und zur Umwelt!

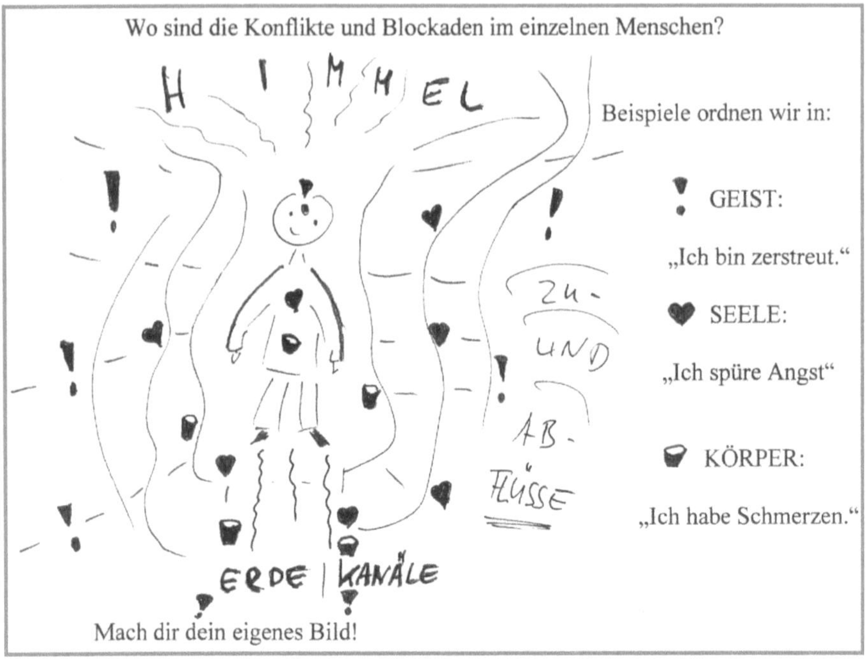

Abb. 1: Wo sind Konflikte und Blockaden im einzelnen Menschen?

Welche Konflikte und Blockaden kann es zwischen den Menschen geben?

Es kann im Zusammenleben mit der Familie, Freunden, Beruf, Gruppen, Organisationen, Gesellschaften und Staaten, zwischen den Menschen, die unterschiedlichsten Konflikte und Blockaden geben.

Gegensätzliche Auffassungen und Zielvorstellungen, Wahrnehmungen und Verhalten lassen uns von

- Rollenkonflikten,
- Beziehungskonflikten,
- Identitätskonflikten,
- Verteilungskonflikten,
- Machtkonflikten,
- Informationskonflikten,
- Territorialkonflikten,
- Veränderungskonflikten usw. sprechen.

Innerhalb dieser Konflikte werden häufig bewusst oder unbewusst Blockaden aufgebaut, um sich zu schützen und Ver-HANDLUNGEN zu erreichen.

Kann uns ein BILD jetzt weiterhelfen?

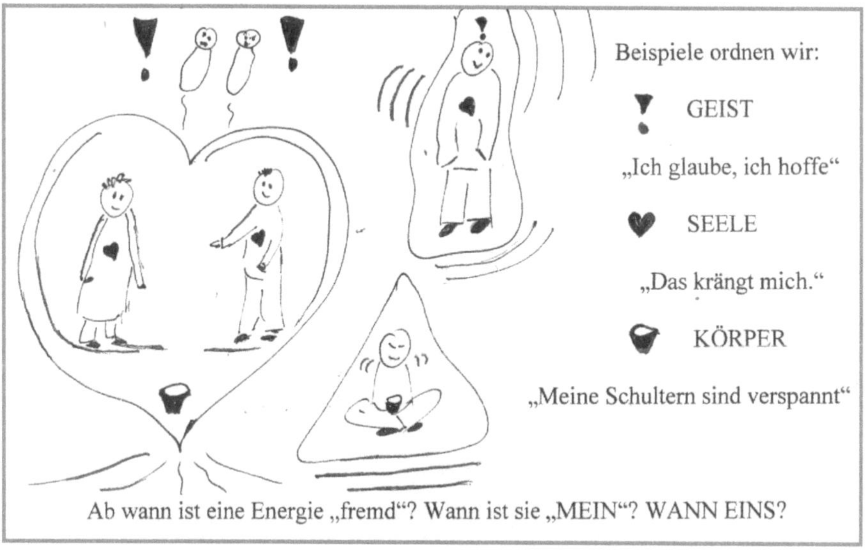

Abb. 2: Kann uns ein Bilder weiterhelfen?

Welche Konflikte und Blockaden kann es zwischen Menschen und ihrer Umwelt geben?

Hier kommen noch die Aspekte der Natur und Technik hinzu. Zu den genannten Konflikten kommen Lebensraum- und Ernährungskonflikte hinzu.

Beispiele ordnen wir:

- GEIST „OH!!"
- SEELE „Wo bin ich?"
- KÖRPER „Das schmeckt gut."

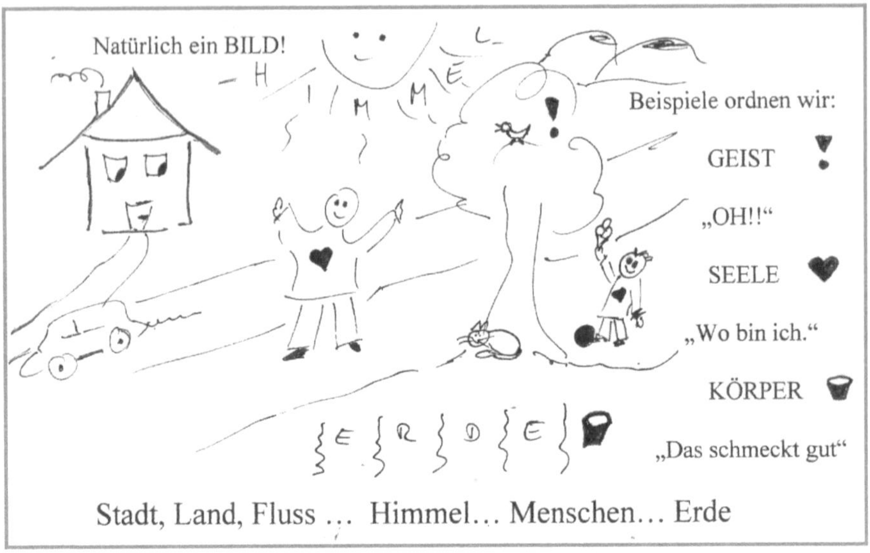

Abb. 3: Natürlich ein Bild

2.2 - Kleine Zwischenansicht

Das physische sowie energetische System hat viele Kommunikationsmöglichkeiten. Ständig tauschen sich die himmlischen und irdischen Kräfte aus. Auch durch uns. Eigene Systeme befinden sich in jedem Körper, auch den scheinbar leblosen. Mikro- und Makro-Kosmen. Auf feinen Bahnen strömen die Kräfte hin und her. Wir können nur staunen, wenn wir durch einige Energieerfahrungen einen kleinen Einblick in die großen Zusammenhänge bekommen.

Jeder hat seine Erfahrungen damit gemacht. Ein großes selbstgestaltendes Prinzip.

Und weiter geht's, denn die Energie bewegt uns. Nach Harmonie und Weiterentwicklung fühlt es sich an. Manchmal, natürlich völlig unerwartet, erkennen wir, dass da wieder etwas „im Wege“ steht oder die Kanäle (Leitbahnen oder Flüsse... wie Du es nennst?!) verstopft sind. Können wir das Fließen und Gestalten unterstützen? Warum? Wodurch?

Blockaden! Sollen wir da nicht weitergehen?

Was liegt dahinter?

Was will geschützt werden?

2.3 - Lösungsstrategien

	Schwacher Wille zur Mitarbeit	Starker Wille zur Mitarbeit
Starkes Durchsetzungs-vermögen	Zwang	Zusammenarbeit
Schwaches Durchsetzungs-vermögen	Vermeidung	Nachgeben

Abb. 4: Wille zur Mitarbeit

Dieses **Modell** zeigt die Positionen, die die Konfliktparteien zueinander einnehmen können.

- **Zwang** drückt aus, dass die Position auch gegen Widerstand anderer durchgesetzt wird. WIN - LOOSE
- **Vermeiden** bedeutet, dass der Konflikt nicht ausgetragen wird und die Situation erhalten bleibt. LOOSE – LOOSE
- **Nachgeben** repräsentiert die Position, wo der Konflikt gelöst wird, aber die Position verloren geht. LOOSE – WIN
- **Zusammenarbeit** ist Voraussetzung für ein WIN – WIN Ergebnis. Beide Seiten bringen ihre Position voll ein und erarbeiten ein NEUES Ergebnis.

Wie in allen Lebensbereichen Konflikte auftreten, so gibt es auch in jedem Ansatz zu friedlichen Lösungen. Kreative Ergebnisse und/oder Kompromisse werden angestrebt.

Die Parteien werden **gegenübergestellt** und die **Absichten** erklärt. Solche Techniken und Regeln ergeben sich in folgenden Fachbereichen:

- KÖRPER: Medizin, Biologie, Sport, Heilkunde
- SEELE: Psychologie, Pädagogik, Sozialwissenschaften
- GEIST: Philosophie, Religion

Wo ist da das Üben von T'AI CHI CH'UAN?

2.4 - Übungen aus dem T'ai Chi Ch'uan

Erkenne die **Position, Potential, Absicht und Strategie.**
Ein Spiel mit Konflikten und Blockaden?

Za –Zen

- ich sitze aufrecht und entspannt
- spüre meine Wirbelsäule
- Bai Hui zum Himmel, Steiß zur Erde
- rechts und links, vorn und hinten entspannt
- der Atem fließt.

Es dauert einige Zeit, bis Stille einkehrt und ich nur atme.

Spüre selbst, was dem alles im Wege steht.

Körperliche Anspannung, Erschöpfung, Schmerzen, Gefühle, Gedanken, Geräusche, Wünsche, Bilder, Farben.

So vieles kann sein….Lassen wir los….

Standübungen

- ich verbinde mich mit Himmel und Erde
- spüre meine Verwurzelung
- verbinde meine Energiebahnen mit dem unteren Tan Tien
- spüre die Grenzen des physischen Körpers
- meine Haltung wird bewusst
- öffne mich dem Fluss der Energien
- der Körper „spricht“ zu mir, bindet meine Aufmerksamkeit immer neu

Nach einigem Üben des „Sitzen“ und „Stehen“, sind wir ganz da… nehmen den Raum ein, den wir brauchen, nicht mehr und auch nicht weniger. Vielleicht spüren wir dabei **und danach,** deutlicher, was uns belastet hat und warum wir es festhielten…festhalten? Was ist innen…was ist außen?

Was bewegt mich?

Was gestaltet mich?

Ich nehme wahr was IST. Spüre ich widerstrebende Kräfte?

Entspannen und Anspannen… Leichtigkeit und Schwere…Ruhe und Bewegung.

Vollenden und Beginnen… Bewahren und Verändern…

Formen

- ich lasse die Form fließen
- ich erinnere mich
- wieder neue Koordinationen/Erweiterungen der Bewegung
- wie zeigen sich die Prinzipien:
  - SINKEN…. Wie stabil stehe ich? Wie bin ich irdisch versorgt?
  - AUFRICHTEN…. Bin ich offen und wach für geistige Inspiration?

  - ZENTRIEREN.... Wo ist meine Mitte, mein Gleichgewicht?
  - FLIESSEN.... Bin ich in meinem Rhythmus?
  - LOSLASSEN... Kann ich mich ins Vertrauen begeben?
- Eines braucht das Andere
- in Harmonie kommen
- Energie wandert zwischen den Zentren und in alle Richtungen
- klare Impulse wechseln sich mit der Lehre ab

Mein Körper lässt sich von der weichen Bewegung des Chi ziehen.

Oder ist der Körper das Chi, das Ziehen?

Gibt es eine Absicht, eine Strategie?

EINS – WERDEN
mit der Bewegung,
Ehrlich und unverSTELLT,
entspannen wir DIE BITTE,
doch NACH DEM HÖCHSTEN
aus meiner Mitte, STREBEN.
einzigartig, gerade SO,
wie ICH
heute BIN.
Ruhe tritt ein

Entfaltet sich was sichtbar werden will: (Male etwas hin!)

Ich schau...ER geht, der SCHMERZ.

Ich weiche...aus...der Traum

Ich höre nach der Wahrheit.

Ein Vogel zwitschert...ACH JA...Ich höre Stimmen. DA SEID IHR! Freunde!

Push Hands/Partnerübungen

- Ich bin aufmerksam da.
- Ich bin offen, erwarte dich und mich.
- Zusammenspiel:
  - Kannst du meinen Raum wahrnehmen?
  - Wie nehme ich deinen Raum wahr?
  - Wo fließt die Energie entlang, verdichtet sie sich, löst sie sich?

STOSSEN, DRÜCKEN, ZURÜCKROLLEN, ABWEHREN…

FÜHREN und FOLGEN

VORDRINGEN und ZURÜCKWEICHEN

NACHGEBEN und ABGEBEN

Gleich ein Gedicht zum Gleichwicht

Ich gebe nach und lasse los.
Übergebe es der Erde Schoß,
von der ich nehme, immer neu
damit ich dich damit erfreu.
Nimmst du es an, ich hoffe es sehr,
dann kriegst du davon immer mehr.
Oh, Halt! Du willst es erst erkennen,
sogar vielleicht davor wegrennen?
Geduld und warte, zeig mal dein Gesicht,
dann komm wir doch ins Gleichgewicht!
Erlernt, erfahren…immer neu…damit ich dich und mich erfreu'!

Ich erkenne in den Partnerübungen noch mehr über meine Haltung und Bewegung. Wo sind meine Schwächen und Stärken? Da kann man gut üben, wenn der Partner es zulässt. Ich lasse zu – ich wachse!

Im Kreis gehen – Kreise gehen

Viele Teilnehmer gehen gemeinsam im Kreis. Wie ein Rad, zu jedem führt eine Speiche. Wenn ein Teilnehmer die Richtung wechselt, bekommen es alle mit?

Was ist, wenn einer nicht will? ... nicht kann?

Was macht es mit mir, wenn ich zu spät, zu schnell, zu früh, zu langsam bin?

Stress oder nicht? Viele Möglichkeiten, zu empfinden. Obwohl im Kreis keiner „zu Schaden kommt“, können alte Muster aus unserem „Körper-Seele-Geist- Palast auftauchen:

„Das kannst du nicht.“ „Das darfst du nicht.“ „Das tut man nicht.“

Gehen wir weiter. Wir warten ab, bis die „Speichen“ alle mitkommen. Toll! So viele verschiedene Speichen und alle „drehen am Rad“. Kann ich sagen, ich bin wie sie? Langsam, schnell, ungeduldig, geduldig, sicher, unsicher…

Ich bin nicht so oder so… ich bin so und so und so und …und ...

Eines Morgens träumte ich von solchen Kreisen, viele Menschen in vielen Kreisen übten Gang-Meditation. Einige wechselten ständig die Kreise!? Auch ein Traum oder?

2.5 - Lösungs-Weg T’ai Chi Ch’uan

Aus der Darstellung der verschiedenen Übungen und ihren Prinzipien wird deutlich, wie sehr T’ai Chi Menschen unterstützen kann, ihre Konflikte „anders voranschreitend“ zu lösen und andere Sichtweisen zu entwickeln.

Jeder Mensch hat sein eigenes Energiesystem, T’ai Chi macht es erfahrbar. Überflüssige Anspannung in den verschiedenen Bereichen können erfolgreich abgebaut bzw. anders genutzt werden.

Durch diese Bewegung können unterdrückte Gefühle und andere Problembereiche sichtbar werden. Was unterschwellig den Lebensfluss hemmt, kann ans Tageslicht kommen.

T'ai Chi verträgt sich mit allen anderen klärenden Therapieformen, sodass es hier eine gute Zusammenarbeit mit anderen Begleitmaßnahmen, z.B. einer Kur oder Behandlungen, entstehen kann. Es ist sehr hilfreich, über Erfahrungen mit anderen Menschen und/oder dem Lehrer/in zu sprechen. Da es auch zu stärkeren Heilreaktionen kommen kann, ist das Gespräch und die Reflexion über den individuellen Weg, sehr wichtig.

In allen konfliktlösungstherapeutischen Ansätzen spielt die Körperarbeit eine wichtige Rolle. T'ai Chi sollte seinen Schwerpunkt immer auch hierbehalten. Wird das emotional-geistige System zu stark gereizt, ohne den Körper einzubeziehen, kann es zu vermehrten körperlichen Krisen, emotionaler Unausgeglichenheit usw. führen.

Nach anfänglichen Schwierigkeiten oder Unsicherheiten, wie bei vielen neuen Eindrücken, gewinnt der Übende schnell mehr Zutrauen zu seiner Wahrnehmung und den Fähigkeiten des Lernens. Vieles, was erst kompliziert schien, gelingt nach einigem Üben und ein paar Tagen Gelassenheit schon gut.

Das Selbstvertrauen wächst. Die Kommunikation in der Gruppe verstärkt die Freude an der Bewegung und Begegnung mit Menschen. Partnerübungen lassen viel Raum für neue Erfahrungen und Austausch über die „neuen Schritte". Ängste und Empfindlichkeiten können abgebaut und das Vertrauen in mein Gegenüber gestärkt werden.

Bei allen Übungen koordiniert der Übende Atmung und Bewegung, beispielhaft für das „gleichzeitige Geschehen" von mehreren Abläufen. Es entwickelt sich auch bei komplizierten Zusammenhängen Gelassenheit und Entspanntheit.

Der Einfluss den der Gedanke, der Geist, auf das Resultat einer Bewegung hat, wird immer deutlicher. Das Vertrauen, das sich entwickelt, führt mit der Zeit zu dem Erlebnis: ruhiger Geist, klares Handeln, klare Energie. Das kann Kräfte einfließen lassen, die Konflikte und Blockaden auf subtile Weise berühren. Die Berührung mit dieser „Fließkraft" kann den Übenden immer mehr durchströmen und den gestaltenden LEBENSFLUSS bringen.

Tägliches Üben kann als „Straße fegen“ der Energiekanäle des Körpers gesehen werden. So kann hier die eigene Form, innen wie außen, ständig erneuert werden. Schritt um Schritt.

> ***Wenn du davon ausGEHST,***
> *dass nichts existiert,*
> *was nicht Teil von dir ist,*
> *niemand existiert,*
> *der nicht Teil von dir ist,*
> *dass du mit jedem deiner Urteile*
> *nur dich selbst beurteilst,*
> *dass jegliche Kritik,*
> *die du äußerst, Selbstkritik ist,*
> *wirst du, erfüllt von Weisheit,*
> *dir selbst bedingungslose Liebe schenken,*
> *die das **Licht deiner Welt** sein wird.*
>
> *Harry Palmer*

2.6 - Quellenhinweis

Vieles habe ich gelesen, mit Teilnehmern aus der Ausbildungsgruppe und anderen ausprobiert, genau wie ihr, die ihr dieses Thema habt und ebenso daran übt, wie ich.

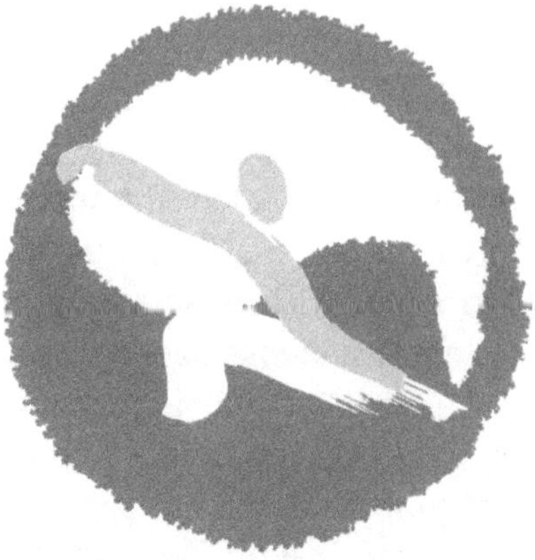

3 - Wie T'ai Chi Ch'uan auf das Lymphsystem und die Gelenkschmiere wirkt

Hildegard Malz

3.1 - Einführung

Auf mein Thema bin ich an einem Vertiefungswochenende der Langen Form gekommen. Klemens Speer nannte die Begriffe „Leistenpumpe", „Kwa", „Lymphe" und „Gelenkflüssigkeit" (Synovia).

Mir wurde klar, dass ich noch nie über Zusammenhänge von T'ai Chi Ch'uan (TCC), Lymphe und Lymphsystem gelesen hatte. Selbst in meiner Ausbildung zur Krankenschwester, war das Lymphsystem eine Nebensache und wurde nicht sehr tiefgehend erläutert. Mich interessierten die Fragen, was sind die Leistenpumpe und das Kwa, und wie wirken sie auf das Lymphsystem?

Was geschieht bei der Art unserer Bewegungen im TCC genauer mit der Synovia und den Gelenken?

Bevor ich die Wirkung des TCC auf das Lymphsystem und die Synovia erläutere, möchte ich ihre Anatomie und Physiologie beschreiben.

3.2 - Lymphozyten

Lymphozyten gehören zu den weißen Blutkörperchen (Leukozyten).

Wie alle Leukozyten werden sie aus blutbildenden (hämatopoetischen) Stammzellen im Knochenmark gebildet.

Wenige Lymphozyten befinden sich im Blut, eine größere Menge in der Lymphflüssigkeit und dem Knochenmark, der größte Anteil im lymphatischen Gewebe, besonders in der Darmschleimhaut.

Die Lebensdauer beträgt wenige Tage bis mehrere Jahre. Ihr Abbau erfolgt im lymphatischen Gewebe durch Fresszellen (Makrophagen).

Lymphozyten können auf einen Fremdkörper (Antigen) mit einer Immunantwort reagieren. Man unterscheidet zwei Zelltypen von Lymphozyten, die miteinander die Abwehr steuern, jedoch verschiedene Immunfunktionen haben.

90% der Lymphozyten erhalten ihre Funktion in der Thymusdrüse, weshalb sie T-Zellen genannt werden.

Im Blut befinden sich überwiegend T-Lymphozyten. Sie sind für die zelluläre Abwehr zuständig, das heißt, sie können Tumore oder Fremdzellen und durch Viren infizierte Zellen abtöten.

Sie produzieren Signalstoffe wie Interferone und Interleukine, die für das Zusammenspiel von T- und B- Lymphozyten, einem anderen Teil der Abwehr, wichtig sind.

10% der Immunzellen sind B-Lymphozyten. Sie reifen im Knochenmark und verbleiben in den Organen des lymphatischen Systems z. B. Mandeln und Lymphknoten.

Der Entstehungsort bown marrow – Knochenmark gibt ihnen den Namen.

Bei einer Abwehrreaktion vermehren sich die B-Lymphozyten durch Zellteilung (klonal) und bilden als Reaktion auf ein Antigen Antikörper. Die Antikörper werden mit dem Blut (humoral) zu den Antigenen transportiert.

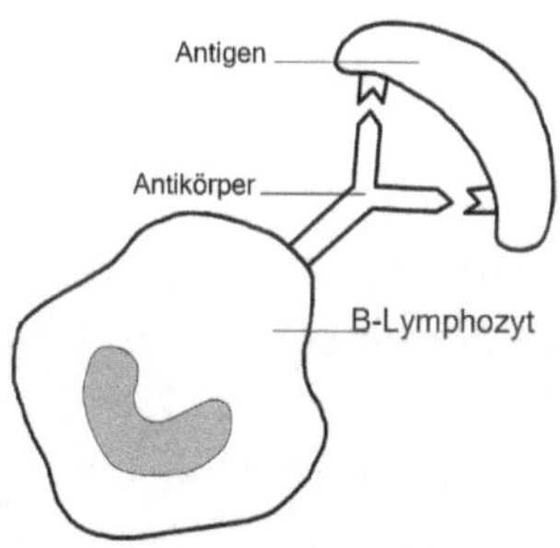

Abb. 1: B-Lymphozyt mit Antikörper und Antigen

3.3 - Lymphe

Lymphe ist eine klare und farblose Flüssigkeit. Der Name leitet sich von lat. lympha, klares Wasser, ab.

Täglich werden 2-3 Liter durch die Flüssigkeitsaufnahme aus dem Zwischenzellraum (Interstitium) gebildet. Ein gestörter Rücktransport der Lymphe, z. B. nach Entfernung von Lymphknoten, hat ein Lymphödem zur Folge.

Die Lymphe transportiert Elektrolyte, Gerinnungsstoffe, Eiweiße, Hormone, Fette aus dem Dünndarm und Lymphozyten. Außerdem befördert sie körperfremde Stoffe, wie etwa Viren und Bakterien, sowie entartete Zellen und Zellreste aus dem Interstitium. Sie spielt eine wichtige Rolle bei der Immunabwehr und der Entgiftung.

3.4 - Lymphsystem

Die Lymphgefäße transportieren etwa 10% der Körperflüssigkeit als Lymphe zurück zum Herzen. Die Gefäße verlaufen parallel zu den Venen (Abb. 2).

Das Lymphsystem ist wie eine Einbahnstraße, die mit feinen, im Zwischenzellgewebe liegenden Kapillaren beginnt.

Diese sind sehr dünnwandig und durchlässig um Flüssigkeit daraus aufzunehmen. Ihre Aktivität wird bei Verletzungen oder Entzündungen verstärkt.

Sie vereinigen sich zu immer größeren Gefäßen bis hin zu den zentralen Transportgefäßen und dem Ductus thoracicus.

Der Ductus thoracicus vereinigt sich mit anderen Lymphstämmen zum Milchbrustgang (Cisterna chyli). Die Lymphe ist in ihm durch die aufgenommenen Fette aus dem Darm milchig weiß. Die Lymphe wird dann als Chylus bezeichnet.

An den Venenwinkeln in der Nähe des Herzens münden die großen Lymphgefäße in das venöse System, wodurch sich die Lymphe mit dem Blut vermischt.

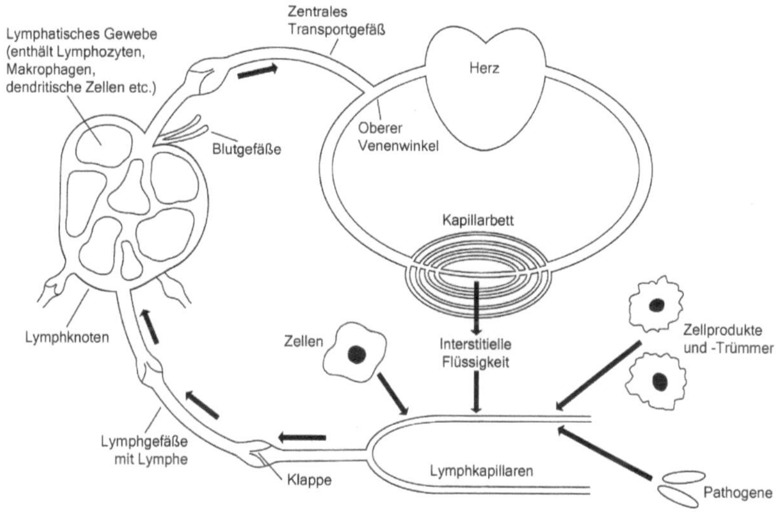

Abb. 2: Schematische Darstellung des Lymphsystems

Ventilklappen liegen in Abständen in den Lymphgefäßen. Sie sorgen dafür, dass die Lymphe nicht zurückfließt und nur in Richtung Herz transportiert wird. Die Abschnitte zwischen den Klappen heißen Lymphherzen (Lymphangiome).

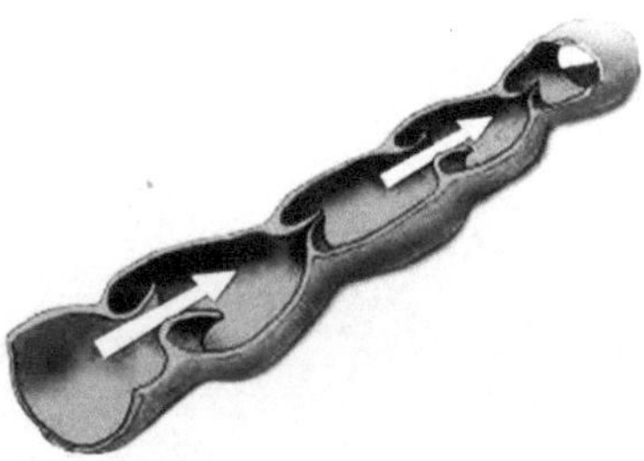

Abb. 3: Schnitt durch ein Lymphgefäß mit seinen Klappen

Bei körperlicher Ruhe kontrahieren sie aktiv in einem Rhythmus von etwa 4-5 x/Min. Dies ist das Lymphzeitvolumen.

Der Transport der Lymphe geschieht in erster Linie jedoch passiv, durch Bewegungen der Gliedmaße. Die Muskulatur und die Gelenke pressen die Lymphgefäße zusammen oder weiten sie. Die Lymphe wird in einem Saug-Pump-Mechanismus befördert.

Zu dem lymphatischen System gehören weitere Strukturen (Abb. 4).

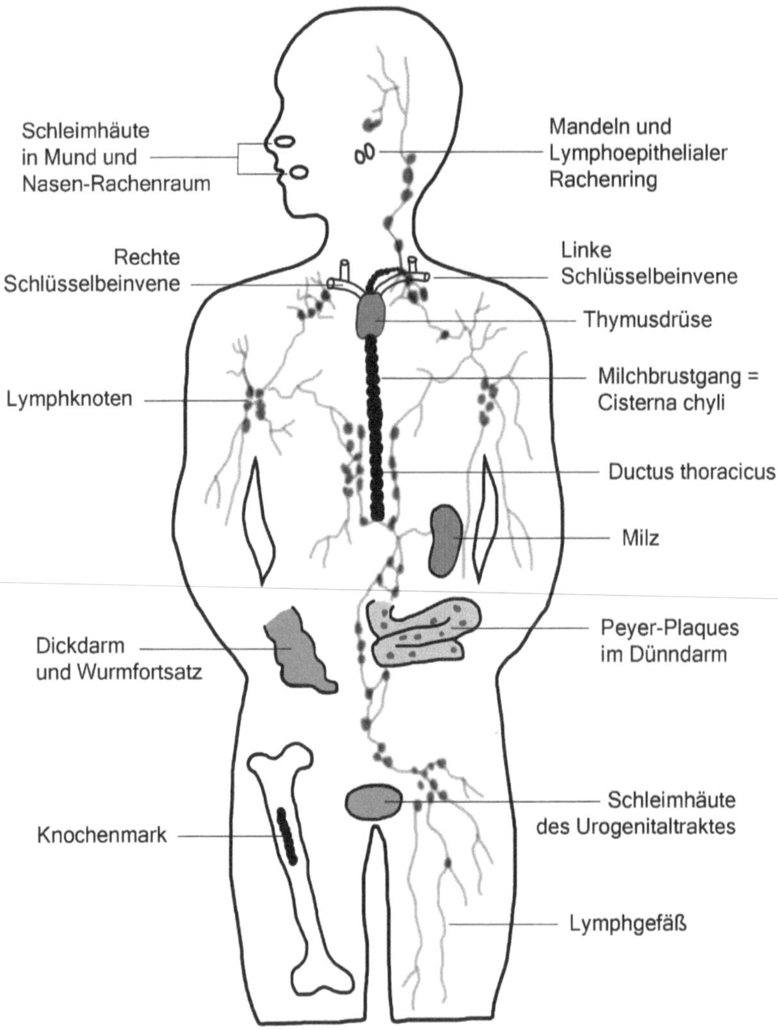

Abb. 4: Schematische Darstellung des gesamten lymphatischen Systems mit seinen verschiedenen Strukturen

Knochenmark:

In ihm werden Lymphozyten gebildet.

Nodi lymphatici:

Im menschlichen Körper befinden sich 600-700 Lymphknötchen und -knoten. Lymphknötchen kommen hauptsächlich in den Schleimhäuten des Darms, der Luft- und Urogenitalwege vor.

Lymphknoten liegen in den äußeren Bereichen des Lymphbahnensystems, vor allem im Bereich des Halses, der Achseln und der Leisten. Sie sind sozusagen Wächterstationen zum Gehirn und den inneren Organen und bilden eine Barriere gegen eingedrungene Erreger. In ihnen werden Lymphozyten gesammelt, die sich hier auch teilen (siehe B-Lymphozyten). Die Lymphe wird gefiltert und gereinigt, Fremdkörper erkannt und angegriffen.

Thymus:

Diese Drüse liegt hinter dem Brustbein. Sie wird im Laufe der Jahre kleiner, bis sie in hohem Alter fast vollständig zu Fettgewebe umgebaut wird.

In ihr reifen die T-Lymphozyten heran, die dort in wenigen Tagen lernen, welche Aufgabe sie im Immunsystem übernehmen sollen, und was körpereigen, körperfremd, gut- oder bösartig ist.

Sie ist Sitz der Lebensenergie (Mittleres Tan T'ien), überwacht und reguliert den Energiefluss im Körper und beeinflusst die Stärke von Muskelkontraktionen. Körper und Geist werden durch sie verbunden.

Milz:

Sie besitzt mehr lymphatisches Gewebe als alle Lymphknoten zusammen. Sie ist über Bänder mit dem Magen und der linken Niere verbunden. Ihre Aufgabe ist, die Bildung von Lymphozyten, das Herausfiltern abgestorbener roter Blutkörperchen und die Immunabwehr durch Reinigung und Filterung der Lymphe.

In der Traditionellen Chinesischen Medizin wird die Milz als Zwischenspeicher gesehen. Sie „sortiert" alles was aufgenommen wird, und trennt dabei das, was der Körper braucht, von dem Unbrauchbaren. Das betrifft alle Einflüsse von außen, wie Nahrung, Trinken, Nachrichten und Anforderungen.

Lymphoepithelialer Rachenring:

Gewebe auf der Hinterseite der Zunge (Folliculi lingualis) und die Rachenmandeln (Tonsillen) bilden gemeinsam den lymphoepithelialen Rachenring, der die erste Barriere für alle Erreger ist, die durch die Atmung und Nahrung den Nasen-Rachenraum passieren.

Darmgewebe:

Die im Dünn- und Dickdarm sowie im Wurmfortsatz (Appendix) befindlichen Peyer-Plaques sind Ansammlungen von Lymphfollikeln. In ihnen werden die Erreger angegriffen, die die Magensäure nicht abtöten konnte.

70% des gesamten lymphatischen Gewebes liegt hier, was deutlich macht, dass die Därme entscheidend an der Abwehr beteiligt sind.

3.5 - Vegetatives Nervensystem (VNS) und das Immunsystem

Das vegetative Nervensystem (VNS) beeinflusst auch die Immunabwehr. Man unterscheidet zwischen parasympathischem und sympathischem Teil. Ihre Funktion kann durch den Willen nicht beeinflusst werden. Der Sympathicus erhöht die Arbeit in den Organen, der Parasympathicus bremst sie.

Beide zusammen innervieren Thymus, Milz, T-Zelle, B-Zellen, Monozyten und Lymphgewebe. Wahrscheinlich wird durch das Sympathische Nervensystem (SNS) der Verkehr der Zellen in die Milz, und aus ihr heraus, beeinflusst. Es legt den Typ der Zellen und die Menge der Immunzellen, die freigesetzt werden, fest. So ist es an der Regulation der Entzündungsreaktionen beteiligt.

In Stresssituationen wird der Sympathikotonus erhöht, wodurch eine Hemmung der Immunreaktion eintritt.

In den Immunzellen werden Hormone produziert, die eine Information an das Gehirn geben. Das Gehirn antwortet ebenfalls mit chemischen Signalen, die die Immunabwehr beeinflussen. Bei Dauerstress kann es zu einer Fehlregulation der Gehirnantwort auf den Reiz der Hormone kommen, was zu Autoimmunerkrankungen und Gemütskrankheiten führen kann.

3.6 - Zwerchfell

Das Zwerchfell trennt kuppelförmig als sehnige Platte mit muskulärer Aufhängung den Brust-vom Bauchraum. Es ist mit den muskulären Teilen nach vorne an den Rippenbögen und dem Brustbein, nach hinten an der Lendenwirbelsäule und über bogenförmige Bänder an den hinteren Rippenbögen befestigt (Abb. 5). Zahlreiche Organe sind dem Zwerchfell angelagert.

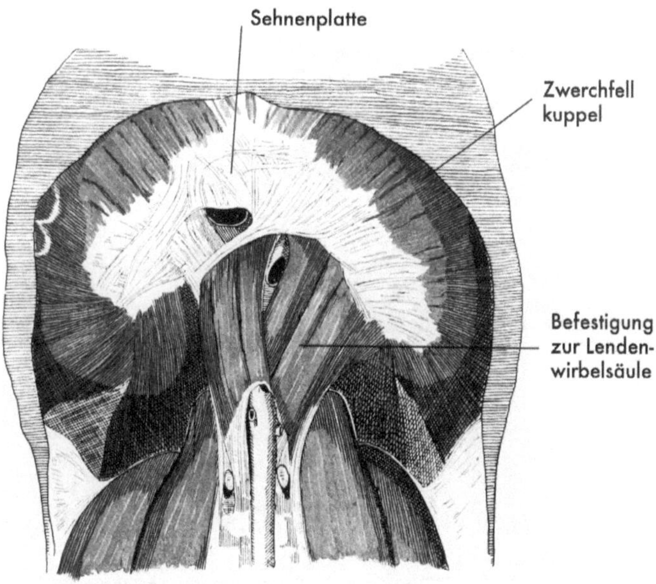

Abb. 5: Zwerchfell mit sehniger Platte und Muskelansätzen

Z. B. ist die Leber durch Bänder mit dem Zwerchfell und der Bauchwand verbunden. Der Herzbeutel ist vom Brustraum her mit der Sehnenplatte fixiert.

Die große Hohlvene, die Speiseröhre, Nerven, die Aorta und große Lymphgefäße treten an drei Stellen durch das Zwerchfell hindurch.

3.7 - Atmung und Atempumpe

Die natürliche Atmung ist die Bauchatmung. An der Atmung sind zahlreiche Muskeln beteiligt, deren Koordination eine entscheidende Rolle spielt (Abb. 6).

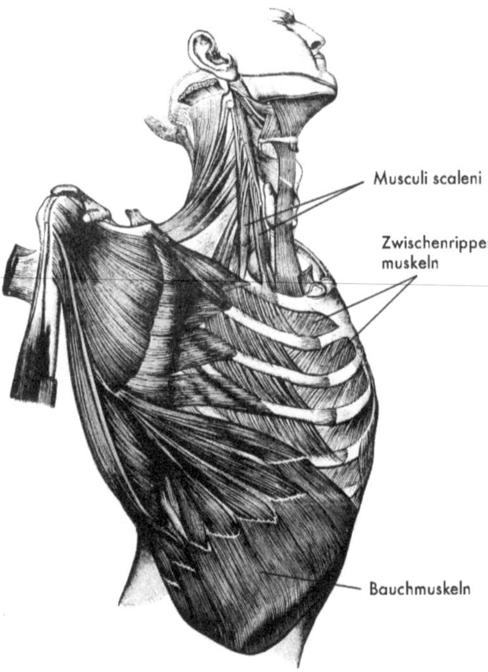

Abb. 6: Historische Abbildung der Atemmuskulatur

Die Luft wird durch sie in einem Saug-Pump-Mechanismus bewegt. Die Atemmuskeln sind der Motor der Atempumpe.

Es sind vor allem das Zwerchfell, die Zwischenrippenmuskeln und die Muskuli Scaleni, die zwischen Hals und oberen Rippen verlaufen. Atemhilfsmuskeln unterstützen ihre Arbeit.

Zwerchfell und Bauchmuskeln stehen in engem Zusammenhang. Ihr Zusammenspiel ist von großer Wichtigkeit für die Atmung.

Bei der Einatmung heben sich die Rippen durch Kontraktion der Atemmuskeln. Der Brustkorb dehnt sich in alle Richtungen aus.

Durch Kontraktion des muskulären Anteils des Zwerchfells, sinkt seine sehnige Platte herab und drückt wie ein Stempel nach unten. Im Brustkorb entsteht ein Unterdruck, der die Luft in die Lungen saugt. Der Druck auf die inneren Bauchorgane wird erhöht. Gleichzeitig entspannt sich die Bauchwand. Sie wölbt sich nach vorne und verstärkt das Absenken des Zwerchfells. Das Lungenvolumen wird dadurch vergrößert.

Die Ausatmung entsteht vor allem durch die elastische, zusammenziehende Kraft des Lungengewebes. Die Luft entweicht aber verstärkt durch die Hilfe der Muskeln, die aktiv dieses passive Geschehen unterstützen.

Die Bauchmuskulatur zieht durch ihre Kontraktion die Rippen nach unten. Die Bauchdecke senkt sich. Das Zwerchfell entspannt und geht unterstützt von der Bauchmuskulatur in die Kuppelform zurück.

Der Fluss der Lymphe steht in einem deutlichen Zusammenhang mit der Atmung. Mit jeder durch die Bauchatmung verstärkten Bewegung des Zwerchfells, fließt Lymphe durch die Lymphgefäße. Dies geschieht entweder durch Sog oder Druck.

Mit der Einatmung erhöht sich der abdominelle Druck. Im Brustraum entsteht ein Unterdruck. Die Lymphe aus der Cisterna chyli fließt, durch die Drucksteigerung im Bauchraum und den Unterdruck im Brustraum, nach oben in die Venen am Venenwinkel. Aus den Armen wird sie durch die Sogwirkung des Unterdrucks im Thoraxraum, über die Trunci subclaviae in Richtung Herz transportiert.

Zu den Beinen hin werden in dem Moment die Lymphgefäßklappen geschlossen, damit die Lymphe durch den höheren Druck im Bauchraum nicht zurückgepresst wird. Mit der Ausatmung sinkt der Druck im Bauchraum, im Brustraum steigt er. Die Klappen in den Beinen öffnen sich, da der Druck nachlässt. Durch das Steigen des

Zwerchfells entsteht ein Sog. Die Lymphe fließt aus den Beinen in den Ductus thoracicus und von dort in die Cisterna chyli, um mit der nächsten Einatmung weiter in die Venen transportiert zu werden.

3.8 - Muskel- und Gelenkpumpen

Der Rückfluss der Lymphe geschieht hauptsächlich durch Muskel- und Gelenkpumpen. Zusammen wirken sie als Saug-Druck-Pumpe.

Muskelpumpen:

Bindegewebige Verankerungen verbinden Skelettmuskulatur und Lymphgefäßwände. Bei jeder Bewegung steigt der Druck im Interstitium und drückt Lymphe in die Kapillare. Die Gefäße werden im Wechsel geweitet und zusammengepresst, wodurch die Lymphe befördert wird.

Gelenkpumpen:

Auch in den Gelenken gibt es Verankerungen der Gefäßwände mit der Umgebung. Je nach Stellung der Gelenke werden die Gefäße gelüftet oder komprimiert.

Fußsohlenpumpe:

Jedes Auftreten entleert die kleinen Lymphgefäße durch das Körpergewicht in Richtung Fußrücken.

Sprunggelenkpumpe:

Das Anheben des Fußes im oberen Sprunggelenk, betätigt die Strecksehnen, die die Gefäße auf dem Fußrücken komprimieren. Sie drücken die Flüssigkeit, die sich dort gesammelt hat, nach oben aus. Es entsteht Platz für die Lymphe die mit dem nächsten Auftreten erneut aus der Fußsohle auf den Fußrücken befördert wird.

Die Verankerung mit Sehnen und Bändern im Knöchelbereich lüften die Gefäße und saugt die Flüssigkeit nach oben.

Wadenmuskelpumpe:

Der Wadenmuskel drückt beim Abrollen des Fußes auf die Zehenspitze die Lymphe weiter nach oben. Auch die passive Dehnung beim Heben des Fußes, spielt eine Rolle durch das Lüften und komprimieren der Gefäße.

Kniekehlenpumpe:

Bei stärkerer Kniebeugung heben die Sehnen eines Oberschenkelmuskels (der ischiokrurale Anteil des Musculus adductor magnus, Abb. 7), die Faszie eines Muskels hinter dem Kniegelenk (Musculus popliteus, Abb. 8) so an, dass sie von der Unterlage abhebt. Diese Bewegung lüftet wie der Kolben eines Zylinders die Gefäße in der Kniekehle und begünstigt so den Strom der Lymphe.

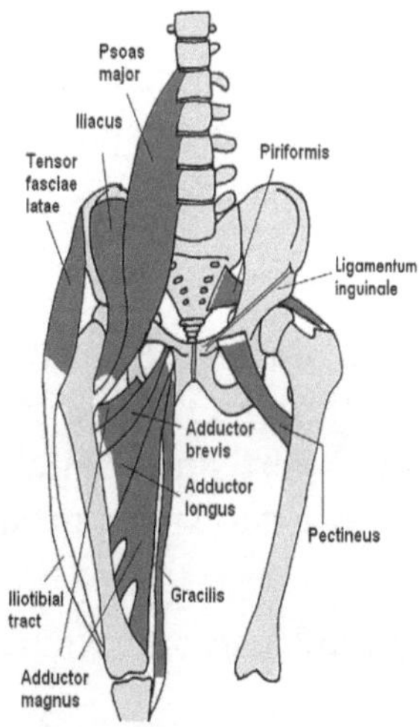

Abb. 7: Die tiefen Muskelgruppen des Kwa (M. adductor magnus) und die Muskeln des Hüftbeugers (M. iliopsoas, M. psoas major und M. iliacus)

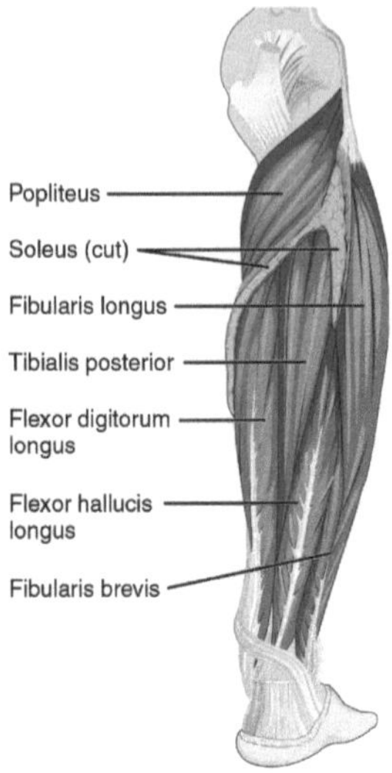

Abb. 8: Muskeln des Unterschenkels

Oberschenkelpumpe:

Tiefe Gefäße sind an einer Durchtrittsstelle des Musculus adductor verankert. Durch seine Kontraktion dehnen sie sich auf. Es kommt zu einem beschleunigten Flüssigkeitstransport.

Leistenpumpe:

Ein Band (Ligamentum inguinale, Abb. 7) verbindet das Schambein und die Beckenschaufel. In der Öffnung zwischen ihnen verlaufen Gefäße, die besonders verankert sind. Bei aktiver und passiver Hüftbewegung entsteht ein verstärkter Transport der Lymphe bauchwärts.

Vergleichbar sind die Abläufe in den Armen:

Ein Anheben der Arme aus dem Schulterbereich saugt die Lymphe zum Herzen hin, ein Senken presst die Gefäße in dieselbe Richtung aus.

Damit diese Abläufe funktionieren, ist eine Entspannung der körperfernen Muskulatur erforderlich. Verspannte Muskeln blockieren den Lymphfluss durch Druck auf die Gefäße. Die Kontraktion der Muskeln muss mit der Atmung koordiniert werden. Nur dadurch wird ein wirkungsvolles Druckgefälle aufgebaut.

Wenn Eiweiße und Flüssigkeit nicht aus dem Gewebe abtransportiert werden können, führt das innerhalb kurzer Zeit zum Tod.

In einem Tierversuch wurde gezeigt, von welch fundamentaler Wichtigkeit ein gut funktionierendes Lymphsystem ist. Einem Tier wurden die Lymphbahnen eines Beines abgebunden. Das Tier verendete innerhalb von 24 Stunden.

Zwei Nachteile haben wir Menschen gegenüber den Tieren, die ein gut funktionierendes Lymphsystem, unterstützt durch die soeben beschriebenen Pumpen, noch wichtiger machen. Zum ersten sind durch unseren aufrechten Gang die unteren Extremitäten einer ständigen hohen Druckbelastung ausgesetzt. Dadurch sickert Flüssigkeit in das Interstitium der Unterschenkel und Füße.

Zum zweiten fehlt uns eine dichte Körperbehaarung die wärmt. Als Ausgleich haben wir Unterhautfettgewebe entwickelt. In seinem lockeren Gewebe lagert sich leicht Flüssigkeit ein, was eine Gefahr für Schwellungen (Ödeme) darstellt.

3.9 - Gelenke und Gelenkschmiere (Synovia)

Gelenke verbinden zwei Skelettelemente. Sie unterscheiden sich stark in ihrem Bau und der Beweglichkeit. Die Flächen sind von Knorpel überzogen. Die Gelenkflächen können dadurch ohne Reibung aufeinander gleiten. Die Gelenke sind von einer Kapsel umgeben, die sie dicht abschließen. Sie besteht aus zwei Häuten (Membranen) (Abb. 9 und 10). Die innere Membran produziert und absorbiert die Synovia.

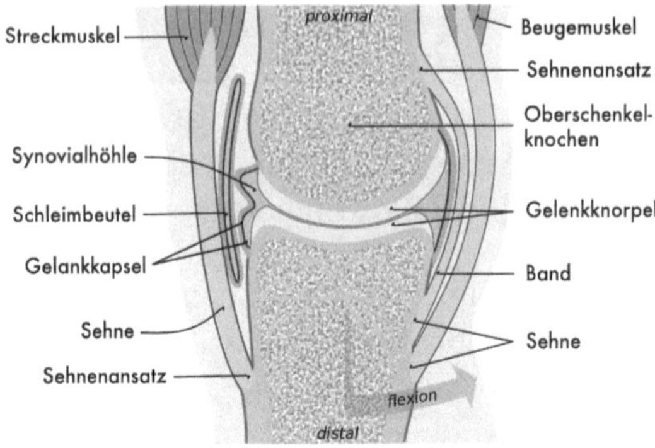

Abb. 9: Kniegelenk

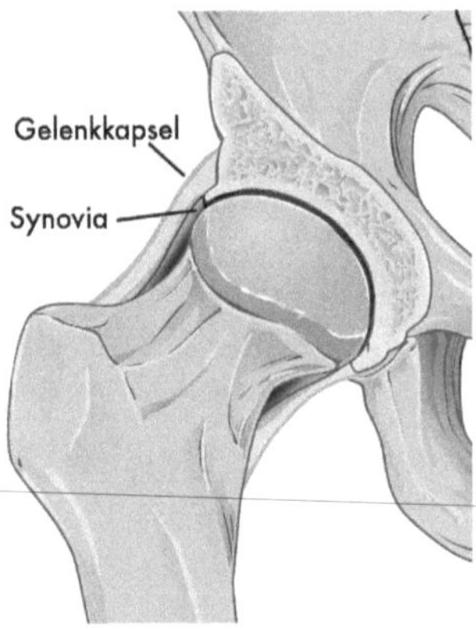

Abb. 10: Hüftgelenk

Dies ist eine klare, fadenziehende Flüssigkeit. Synovia enthält Hyaloronsäure, Fetttropfen, Proteine, Glukose und Wasser. Die Hyaloronsäure ist ein effektives Schmiermittel, das besonders gut am Knorpel haftet. Die Synovia ernährt den Knorpel, der nicht durchblutet ist, und transportiert Abfallprodukte ab. Sie ermöglicht eine reibungsfreie Bewegung der Gelenkflächen und wirkt wie ein Stoßdämpfer.

Bewegung ist mitentscheidend für die Gesunderhaltung des Gelenks. Der Stoffwechsel des Knorpels wird durch sie angeregt. Mangelnde Bewegung verlangsamt ihn. Die Viskosität (Zähflüssigkeit) der Synovia wird bei langsamen Bewegungen herabgesetzt, wodurch sie gleichmäßig im Gelenk verteilt wird. Bei schnellen Bewegungen bildet sie eine elastische Masse, die dann als Stoßdämpfer wirkt.

Die äußere Haut der Gelenkkapsel ist straff und stabilisiert das Gelenk.

Veränderungen im Gelenk entstehen durch Alterung, mangelnde Bewegung, Fehl- sowie Überbelastung und Verletzungen.

Durch die Wechselwirkung zwischen mangelnder Bewegung und dem dadurch herabgesetzten Stoffwechsel, verlieren Synovia und Knorpel immer mehr von ihren natürlichen Eigenschaften. Die Synovia wird dünner und verliert an Elastizität, der Knorpel wird rissig und dünn bis hin zum kompletten Verlust. Schmerz - Schonung - Abbau bilden einen Teufelskreis.

3.10 - Gelenkbeweglichkeit und Muskelkraft

Für jedes Gelenk ist die Beweglichkeit im Zusammenhang mit der Muskelarbeit wichtig. Die Folge eines gestörten Systems ist eine daraus resultierende Gelenkveränderung im Sinne einer Arthrose. Diese wirkt wiederum auf die Gelenkbeweglichkeit und die Muskelkraft.

3.11 - Allgemeine Wirkung des TCC auf das Lymphsystem und die Gelenke

TCC ist eine ganzheitliche Bewegungskunst, die nicht gezielt auf die Gesundheitspflege bestimmter Organe ausgerichtet ist, sondern den Qi- Fluss allgemein positiv beeinflussen soll.

Die Beschreibung von physiologischen Abläufen in einzelnen Systemen lässt jedoch erkennen, wie wunderbar die Bewegungen wirken.

Worin besteht der Unterschied zwischen TCC und anderen Sportarten in Bezug auf die Muskelpumpen und den Lymphtransport?

Der Yang-Pol des energetischen Taiji Konzeptes beschreibt die funktionellen Aktivitäten des Leibes. Das feinstoffliche Yang ist das Qi. Es ist die Quelle jeder Bewegung so wie ihr Begleiter.

Jin Ye werden die wässrigen Körperflüssigkeiten bezeichnet. Sie haben je nach Beschaffenheit eine Yang- oder Yin-Eigenschaft.

Die klaren Säfte, wie z. B. Synovia und Lymphe, werden dem Yang Aspekt - Ye - zugeordnet. Sie befeuchten und ernähren Knochen, Knochenmark und Organe. Außerdem halten sie die Gelenke beweglich. Sie folgen der Bewegung des Ying Qi (Nähr Qi).

Alle Anteile werden durch TCC vermehrt und bewegt.

Bei normalen gymnastischen Übungen werden Muskeln angespannt. Sie drücken auf Blut- und Lymphgefäße. Der Fluss der Körperflüssigkeiten wird durch die Einengung blockiert. Mit den blockierten Körperflüssigkeiten, dem Jin Ye, das ja Teil des Energiekonzeptes ist, wird der freie Fluss des Qi behindert. Im Gegensatz dazu wird jede überflüssige Anspannung der Muskulatur bei den langsam fließenden Bewegungen des TCC losgelassen. Feine Muskelbewegungen pumpen Lymphe effizienter durch das Gefäßsystem als starke Muskelanspannung.

Die entspannte Kraft lockert und öffnet die Muskeln. Sie lassen Qi und Jin Ye ungehindert passieren. Die Menge an fließendem Qi wird vermehrt. Die Immunabwehr wird mit dem verbesserten Lymphfluss gesteigert. Koordiniere Bewegungen wechseln zwischen Yin und Yang, Entspannung und Anspannung, Ausatmung und Einatmung. Nur so entsteht der Effekt der Muskelpumpen, die die Lymphe aus dem Interstitium in die Kapillare drücken. Dies ist bei isometrischen Übungen, bei denen eine aufgebaute Spannung gehalten wird nicht der Fall.

Durch die intermittierende Kompression werden die Lymphangiome angeregt, so dass sie etwa 60X/Min kontrahieren. Das Lymphzeitvolumen wird deutlich erhöht.

Ebenso ist die Wirkung auf die Gelenke durch die ständige sanfte Gewichtsverlagerung ohne Kraft positiver als unter starker Belastung oder isometrischer Haltung.

Welche Wirkung hat die Bauchatmung beim TCC?

Der Atem ist beim TCC mit dem Rhythmus der Bewegungen verbunden.

Mit ihm nehmen wir kosmisches Qi auf. Je tiefer wir atmen, desto besser versorgen wir uns mit diesem Teil der Lebensenergie.

Beim Üben fließt der Atem natürlich und feinströmend. Diese sogenannte Bauchatmung finden wir bei Säuglingen und Kleinkindern, die noch elastisch und beweglich sind. Erwachsene haben diese Atmung in Entspannung und Ruhe, wie im Sitzen oder beim Schlafen. Sonst herrscht, vor allem bei Frauen, die Brustatmung vor, die nur flach ist und die Lungenkapazität nicht voll ausnutzt.

Mit der Zeit entwickelt sich die Brustatmung beim Üben des TCC zur natürlichen Bauchatmung, ohne dass sie bewusst beeinflusst wird.

Sie ist die gesündeste Form der Atmung, da durch die Unterstützung der Bauchmuskeln nur ein geringer Teil der Atemmuskulatur aktiv sein muss. Es wird weniger Energie verbraucht. Außerdem vergrößert sich, wie beschrieben, das Lungenvolumen. Wir nehmen mehr Sauerstoff auf und atmen mehr Kohlendioxyd aus. Auch dies ist Teil der Entgiftung des Körpers.

Wie wir unter Punkt 7. sehen konnten ist die Atmung als Saugpumpe von Bedeutung für den Fluss der Körperflüssigkeiten. Eine tiefe Atmung unterstützt durch den besseren Lymphfluss die Immunabwehr und den Abtransport von Abfallstoffen.

Die zum Teil miteinander verbundenen Bauchorgane bewegen sich mit dem Absenken des Zwerchfells und der Bauchatmung. Sie werden gut massiert und besser durchblutet. Die Därme spielen dabei eine besonders wichtige Rolle, da sie den größten Anteil an lymphatischem Gewebe enthalten.

Die Atmung hat eine Auswirkung nach oben bis in die Schultern, den Hals und den Kopf, nach unten bis ins kleine Becken, über den Beckenboden sogar bis in die Fußsohlen. Das lymphatische System wird von oben bis unten durch die Atmung angeregt. Vertiefte Atmung führt zur Lösung emotionaler Anspannung. Wir haben den Zusammenhang von Stress und Erkrankungen im Punkt 5. erfahren. Eine prophylaktische Wirkung über das Immunsystem gegen schwere psychische und körperliche Erkrankungen ist erkennbar. Beim Üben ist der Geist ruhig, die Aufmerksamkeit ist ständig präsent und auf die Bewegungsabfolge gerichtet. Dieser meditative Aspekt unterstützt die Wirkung auf die Abwehr.

Was geschieht in den Gelenken bei der besonderen Bewegungsweise des TCC?

Bei den Bewegungen des TCC richten wir alle Gelenke übereinander aus. Fehlhaltungen und Überbelastungen wie sie beim Leistungssport entstehen, führen zu Arthrose.

TCC wirkt im Vergleich dazu durch die Optimierung der Bewegungen und Haltung prophylaktisch dagegen. Die korrekte Haltung spart erstens Kraft, also Energie, und schont zweitens die Gelenke.

Am Beispiel des Hüftgelenkes ist zu erkennen, dass bei guter Ausrichtung aller Gelenke übereinander, der Hüftkopf regelrecht in die korrekte Position in der Hüftpfanne gedrückt wird.

Sanfte Bewegung fördert die Produktion der Synovia und steigert den Stoffwechsel. Sie erwärmt die Synovia, wodurch sie flüssiger wird und sich gut in den Gelenken verteilt. Durch den ständigen Druckwechsel bei den Gewichtsverlagerungen, werden die Nährstoffe in den Knorpel gedrückt. Er wird dadurch gut ernährt. Abfallstoffe werden vermehrt aus dem Knorpel aufgenommen. Eine gute Entgiftung ist so gewährleistet. Dies stellt ebenfalls eine Prophylaxe gegen Arthrose dar.

Bei Problemen im Kniegelenk, wie Kalkablagerungen oder Blutgerinnseln ist der Qi Fluss negativ beeinflusst. Dort kann TCC auch therapeutisch wirken.

Eine volle Wirkung des Mechanismus der Gelenkpumpen erreichen wir nur bei Ausnützung der vollständigen Amplitude in der Bewegung. Daher ist eine korrekte Bewegung erstrebenswert.

Bruce Frantzis schreibt von einem Gelenksystem, das die Chinesen Kwa (sprich Kua) nennen. Zu ihm gehören

1. der rechte und linke Energiekanal
2. das Becken und das Hüftgelenk
3. das Kreuzbein und die untere Wirbelsäule
4. die Gruppe von Lenden- und Darmbeinmuskeln
5. die Adduktoren des Oberschenkels
6. der Beckenboden
7. das letzte Drittel des Dünndarms und
8. der Enddarm

Dieses System können wir mit der oben beschriebenen Leistenpumpe vergleichen, obwohl es in seinen Strukturen darüber hinausgeht.

Gehen wir in die von Frantzis beschriebene Kwa- Hocke (Abb. 11) betätigen wir alle Pumpen im unteren Körperbereich und regen damit den Lymphfluss zum Ductus thoracicus an.

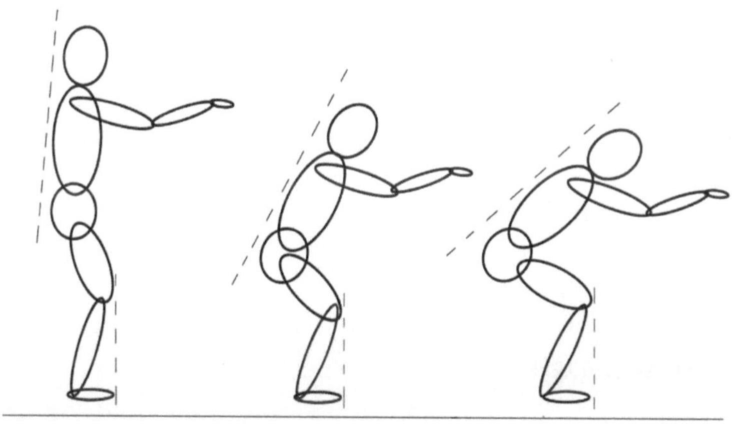

Abb. 11: Kwa Hocke (dabei bleiben die Knie über den Füßen, der Rücken bleibt gerade)

3.12 - Wirkung bestimmter Übungen des TCC auf das Lymphsystem und die Gelenke

Lockerung:

Bevor wir mit der Form beginnen, lockern wir die Gelenke. Die Reihenfolge ist nicht festgelegt, wenn wir die Fließrichtung der Lymphe aus dem Interstitium bis zum Herzen kennen, erscheint es sinnvoll dies zu Berücksichtigen. Damit die durch die Bewegung erhöhte Lymphlast auch weiter transportiert werden kann ist es wichtig, an den Schultern zu beginnen. Dann erst rumpfnah und sich zu den Händen und Füßen weiterzuarbeiten und evtl. wieder zum Rumpf zurück oder nur durch eine größere Schulterbewegung einmal abschließend die Sogwirkung auf die Lymphe zu erhöhen.

An den Gelenken befinden sich besonders viele Akupunkturpunkte und Verbindungen zu den Lymphgefäßen. Qi und Jin Ye werden durch die Bewegungen in den Gelenken in Fluss gebracht. Die Gelenkschmiere wird geschmeidiger, die Gelenke sind dadurch gut beweglich.

Beispiele: Das Heben und Senken des Fußes aus dem Fußgelenk betätigt die Sprunggelenk-und Wadenpumpe, das lockere Schwingen der Unterschenkel aus dem Knie die Kniegelenk-und Oberschenkelpumpe, das kreisförmige Anheben und Senken der Beine aus dem Hüftgelenk alle Pumpen der Beine. Die Armbewegungen in den Gelenken sind vergleichbar.

Die Atemschaukel:

Wir verlagern das Gewicht von der Ferse auf den Vorfuß. Erinnern wir uns an die verschiedenen Gelenkpumpen, die Muskelpumpe und die Atempumpe, sehen wir, dass die Lymphe auf die Fußrücken gepresst wird, von dort in die Unterschenkel, weiter in die Ober -Schenkel bis in den Rumpf. Nehmen wir die Arme dazu, haben wir den selben Saug-Pump-Effekt im oberen Bereich. Die Atmung wird vertieft, die Organe massiert und der Lymphfluss in den großen Gefäßen unterstützt.

Wecke das Qi:

Wir sinken in die Fußsohlen ein, lassen alle Gelenke los, schließen das Kwa und atmen aus. Dann steigen wir mit der Einatmung aus den Knien wieder auf. Die Pumpen der Beine sind alle aktiv.

Die Arme heben wir mit hängenden Händen bis in Schulterhöhe.

Durch ein Loslassen in den Ellenbogen kommen die Arme etwas zurück zum Körper. Die Schultergelenke gehen etwas nach hinten und nehmen die Schlüsselbeine mit.

Die Hände richten sich auf, und mit der Ausatmung sinken die Arme.

Die Bewegungen beim Heben und Senken saugen und pumpen die Lymphe über die Trunci subclaviae in die Venenwinkel zum Herzen hin.

Mit dem erneuten Einsinken in die Beine und dem Loslassen der Gelenke wirkt der Saug-Pump-Mechanismus von den Fußsohlen in Richtung Rumpf. Die Atmung regt den Lymphfluss im Bauch- und Brustraum an. Das gesamte Lymphsystem wird durch alle Pumpfunktionen aktiviert.

Alle Gelenke und Muskeln werden entspannt bewegt. Atem und Kontraktion der Muskeln werden koordiniert.

Abwehr links:

Die Drehung nach rechts wird eingeleitet mit einer Gewichtsverlagerung auf links. Wir sinken in das linke Bein ein. Der Druck auf die Fußsohle nimmt zu. Sprunggelenk und Knie werden gebeugt. Das Kwa wird geschlossen. Die Lymphe wird nach oben transportiert. Ausgehend vom unteren Tan T'ien dreht die Hüfte nach rechts. Das Kwa öffnet sich mit dem Ausdrehen des rechten Beines. Bein, Ferse und Zehen befinden sich im selben Winkel wie die Hüfte. Auf der linken Körperseite stehen alle Gelenke übereinander. Die Belastung der Gelenke ist dadurch optimal. Außerdem muss der Körper bei der nächsten Bewegung wenig Energie aufwenden.

Der rechte Arm steigt, wodurch die Lymphe über den Truncus subclavius ins Herz gesogen wird.

Das Gewicht wechselt auf rechts. Nun steigt hier der Druck auf die Fußsohle und die Gelenke werden geschlossen, der Lymphtransport angeregt.

Der nächste Schritt in den Bogenschritt presst die Lymphe durch das Anheben des Fußes aus dem Fußrücken in den Unterschenkel. Das Aufsetzen der Ferse und die folgende Gewichtsverlagerung auf die Fußsohle drückt die Lymphe von dort auf den Fußrücken. Die Muskel- und Gelenkpumpen transportieren sie durch das Bein und die Leiste in den Ductus thoracicus.

Der rechte Arm sinkt neben die Hüfte, der linke Arm hebt sich zur Abwehr vor die Brust. Die Lymphe im Rumpf und in den Armen wird durch die gegenläufige Bewegung, durch drücken und saugen, befördert.

Wolkenhände:

Hier wird besonders deutlich wie alle Pumpen aktiv sind um den Lymphfluss zu fördern. Die Knie bleiben bei der Bewegung über den Füßen. So wird durch die Hüftdrehung das Kwa geöffnet und geschlossen. Ständig wechselt ein Steigen mit einem Sinken im Sprung-, Knie-und Hüftgelenk. Die Seitwärtsschritte be- oder entlasten die Fußsohlen. Die Arme bewegen sich bei jeder Drehung gegenläufig durch heben und sinken. Der Rumpf dreht bei jeder Bewegung mit. Der Beckenboden und die Bauchmuskeln werden bei diesem Bewegungsablauf stark beansprucht. Die Atmung ist tief aber entspannt. Das untere Tan T'ien wird aktiviert. Die Gelenke erfahren einen ständigen Druckwechsel, was den Stoffwechsel anregt.

Fünf Räder:

Wir stehen im Bogenschritt. Mit jeder Bewegung wird das Gewicht vor und zurück verlagert. Alle Pumpen, Fußsohlen-, Sprunggelenk-, Waden-, Kniegelenk-, Oberschenkel-, Leisten- und Atempumpe sind aktiv.

Bei allen Wandlungsphasen wechselt sich ein Öffnen der Arme mit einem Schließen ab, ein Steigen mit einem Sinken. Die Lymphgefäße der Arme und des Rumpfes, weiten und verengen sich. Ein wichtiger Anteile des Jin Ye, die Lymphe, wird bewegt.

3.13 - Zusammenfassung

Wir haben einen Ausflug in die faszinierenden Funktionen des Körpers gemacht. Die Chinesen haben beobachtet, wie Bewegung das Qi stärken kann. Durch Taijiquan bauen wir diese Energie feinstofflicher und grobstofflicher Art auf, und bewahren sie. Die angeborene Energie, die in den Nieren gespeichert ist, kann so geschont werden. Das Qi durchdringt alle Systeme, bis nach Jahren des Übens alle Zellen und sogar die Mitochondrien, die Kraftwerke der Zellen, von ihr durchflutet werden. Die Anzahl der Mitochondrien, die vor allem in der Muskulatur vorkommen, wird durch Bewegung erhöht. Dadurch steht uns mehr Energie zur Verfügung.

Jede einzelne Bewegung der Form hat im Zusammenhang mit den vorher beschriebenen Abläufen einen Sinn. Die unendlichen Wiederholungen des Streckens und Beugens der Gelenke, der Gewichtsverlagerungen, des Steigens und Sinkens, Öffnens und Schließens wirken auf Atmung, Gelenke, Muskeln und Lymphsystem. Sie sind von großer Bedeutung als vorbeugende oder sogar therapeutische Maßnahme.

Der stoffliche Teil des Qi, das Jin Ye spielt in Form von Lymphe eine große Rolle für unser ganzes Körpersystem.

Es steuert unsere Immunabwehr, transportiert Flüssigkeit aus dem Interstitium zurück in den Blutkreislauf und entgiftet den Körper. Ein gut funktionierendes Lymphsystem wirkt sich positiv auf unsere Abwehr und Gesundheitspflege aus.

Die sanften Bewegungen kräftigen unsere Gelenke durch angeregte Stoffwechselprozesse. Man muss zum Üben des TCC keine Kenntnisse über das Geschehen in den Organsystemen haben. Wenn wir aber die Vorgänge verstehen, können wir leichter in den Körper hineinspüren und im Laufe der Jahre Veränderungen wahrnehmen.

Durch diese wunderbaren Bewegungen gehen wir nicht nur den Weg des Tao, sondern tun auch ganz konkret etwas für unsere Gesundheit und unser Wohlbefinden.

3.14 - Quellen- und Bildhinweise

Literaturhinweise:

1. **R. L. Drake, W. Vogel, A.W.W. Mitchell,** Gray's Anatomie für Studenten, Urban und Fischer Verlag,
2. **Frans van den Berg (Hrsg.)** und anderen, Angewandte Physiologie, Zwei Organsysteme verstehen, Thieme Verlag,
3. **Bruce Frantzis**, Die Energietore des Körpers öffnen, Windpferd-Verlag,
4. **Zahlreiche Seiten im Internet**

Bildnachweise:

Die Bilder stammen von den angegebenen Seiten des Internet und dürfen frei übernommen werden.
Die anderen Bilder wurden selbst erstellt.
Abbildung 4: commons.wikimedia.org
Abbildung 5: libt.ru
Abbildung 6: flickr.com
Abbildung 7: de.wikimedia.org
Abbildung 8: commons.wikimedia.org
Abbildung 9: commons.wikimedia.org
Abbildung 10: commons.wikimedia.org

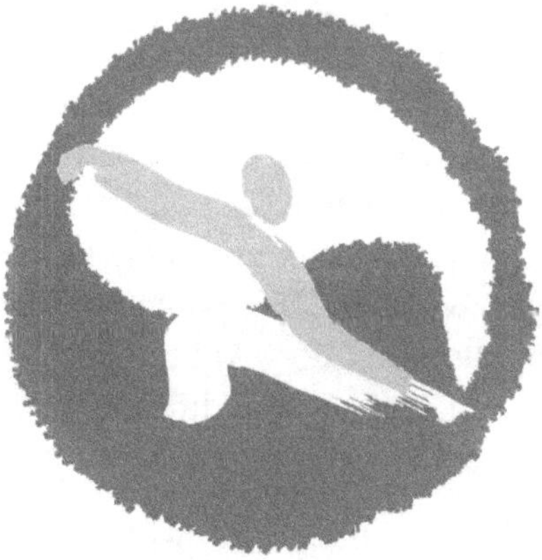

4 - T´ai Chi Ch´uan und Ernährung

Jutta Greve

4.1 - Einleitung: T'ai Chi Ch'uan und Ernährung

Wer T'ai Chi Ch'uan (im folgenden TCC abgekürzt) betreibt, muss sich nicht unbedingt in einer bestimmten Art und Weise ernähren. Wer für sich eine bestimmte Ernährungsweise ausgewählt hat, muss nicht zwingend auch T'ai Chi Ch'uan betreiben.

Doch beides, TCC sowie eine gesunde Ernährung, sind Möglichkeiten, auf einfachem Weg selber etwas für seine Gesundheit, sein Wohlbefinden und einen bewussteren Alltag zu tun.

Bewegungsübungen wie z.B. TCC sowie die Ernährungslehre sind neben der Kräuterheilkunde, der Akupunktur/-pressur, den Atemübungen, den Massagen und der Meditation wesentliche Säulen der Traditionellen Chinesischen Medizin (TCM) bzw. der chinesischen Gesundheitsvorsorge.

Sieben Ansätze zum Gleichgewicht in der TCM

Der Patient wird behandelt	Der Patient nimmt ein	Der Patient ist selbst aktiv
Akupunktur	Kräutermedizin	Qigong
Tuina-Massage	Ernährungslehre	Taijiquan
Meditation =========	Meditation =========	Meditation =========

Abb. 1: Die traditionelle chinesische Medizin (TCM)

4.2 - Was ist ein „Nahrungsmittel"?

Im Lexikon wird ein Nahrungsmittel definiert als ein Lebensmittel, das einen *Nährwert* besitzt, so dass es dem Körper als Energiespender oder zur Lieferung von Aufbaustoffen dienen kann.

Somit haben T'ai Chi Ch'uan (TCC) und Ernährung schon die erste Gemeinsamkeit: dem Menschen zu einem Energiegewinn zu verhelfen.

Wann hat ein Nahrungsmittel einen Wert?

Ein Nahrungsmittel sollte möglichst naturbelassen sein; weder genmanipuliert, noch bestrahlt oder anderweitig verändert/behandelt sein.

Neben den unterschiedlichen Sichtweisen der Ernährung in der westlichen und der östlichen Welt, die auf der folgenden Seite dargestellt ist, gibt es neuerdings eine neue Wissenschaft, die sich mit den „Biophotonen" in unserer Nahrung beschäftigt, die besagt, dass wir keine Kalorien oder Nährstoffe essen, sondern *„Licht"*.

Je naturbelassener unsere Lebensmittel sind, desto mehr Licht haben sie gespeichert. Es kommt also vor allem auch auf die Qualität der Lebensmittel an, die wir zu uns nehmen („bio" statt treibhaus- oder maststallgezüchtet"). Zu Biophotonen und Lichtnahrung, siehe zwei Berichte aus der Zeitschrift „Natur und Heilen", aus dem Jahre 2004, in denen die neuen Erkenntnisse verständlich darstellen sind.

4.3 - Traditionelle Chinesische Medizin (TCM) und Ernährungsberatung

Die Ernährungsberatung ist in China fester Bestandteil jeder traditionellen medizinischen Behandlung. Bei der Beratung unterscheidet man nach:

Drei Formen der Ernährungsberatung in der TCM

Therapeutische Ernährungs-empfehlung	***Individuelle Ernährungs-beratung***	***Allgemeine Form der "Fünf Elemente-Ernährung"***
TCM-praktizierende Ärzte u. Heilpraktiker	Gezielte Empfehlungen aufgrund eingehender Befunde bzw. leichter Beschwerden wie z.B. Übergewicht, Müdigkeit, Infektanfälligkeit	Erhaltung und Steigerung der Gesundheit und Lebensfreude
Erreichung eines bestimmten therapeutischen Ziels, z.B. Stärkung der Immunabwehr, Regulierung der Verdauung	Schutz vor Krankheit	der Einzelne informiert sich selbst und setzt eine gesunde Ernährung in Eigenverantwortung um

Abb. 2: Ernährungsberatung der TCM

Die *Sichtweisen der Ernährung* der westlichen Kultur unterscheiden sich grundlegend von der der chinesischen/asiatischen Kultur:

Es gab auch in der *westlichen Welt* immer schon Vertreter der "Heilkunst über die Ernährung" wie z.B. Hildegard von Bingen, Paracelsus, die den Menschen in seiner Gesamtheit von Körper, Geist und Seele sahen, die Lebensenergie als die Grundlage für die Gesundheit erkannten und in ihren ganzheitlichen Therapien auch die Ernährungsberatung anwandten.

In den letzten Jahrzehnten wurden im Westen jedoch überwiegend die einzelnen Bestandteile der Nahrungsmittel untersucht wie z.B. Vitamine, Mineralien, Eiweiß- und Fettgehalt und deren Wirkung auf den menschlichen Organismus. Es ist allerdings kaum möglich, aus den Einzelwirkungen oder deren Summe Rückschlüsse auf die Gesamtwirkung des Nahrungsmittels auf den Körper zu ziehen. Bei Mangelerscheinungen, z.B. Vitaminmangel, werden dem Körper die fehlenden Einzelsubstanzen von außen in Form von Tabletten, Säften etc. zugeführt. Dadurch entsteht eine Abhängigkeit von Diät- und Ernährungsplänen und Nahrungsergänzungspräparaten.

Die *chinesische/asiatische Ernährungslehre* geht von der Frage aus, welche Wirkung das Nahrungsmittel als Ganzes mit all seinen Bestandteilen wie Vitaminen, Enzymen, Mineralstoffen, Eiweißen,

Fetten etc. auf den Menschen hat. Bei Mangelerscheinungen bzw. Ungleichgewichten wird den verschiedenen Organen *Energie* zugeführt, damit diese die fehlenden Substanzen selbst produzieren können. Dadurch ist der Mensch unabhängiger von Zuführungen von außen.

Entscheidend bei der Ernährungslehre nach den "Fünf Elementen/ Wandlungsphasen" ist das Wissen um die thermische Wirkung der Nahrungsmittel, d.h. wie viel Wärme/Energie durch das Nahrungsmittel im Körper entsteht. Die thermische Wirkung bezieht sich bei Nahrungsmitteln, die wir normalerweise gekocht essen, wie z.B. Fleisch, Gemüse, Getreide auf den gekochten Zustand. In der Hektik unserer Zeit muss oft auch das Kochen (Fertigmenüs und Tiefkühlkost sowie das Erwärmen von Speisen in der Mikrowelle beherrschen vielerorts die Küche) und sogar das Essen schnell gehen (die Fast-Food- und Coffee-to-go-Industrie blüht). Dabei sind viele gute Ernährungsprinzipien verloren gegangen. In den sog. „Wohlstandsgesellschaften“ ernähren sich viele Menschen mangelhaft im Sinne von „nicht der Gesundheit dienlich“ und liefern damit die Basis für vielerlei Krankheiten und Beschwerden.

Einen Großteil der Beschwerden und deren Auswirkungen, seien sie nun durch innere Konflikte (Emotionen, Gedanken) oder direkt oder indirekt durch äußere Einflüsse entstanden (Unfälle, Arbeits- oder Wohnbedingungen, Allergien, Umwelteinflüsse, Ernährung etc.), können wir durch eine bewusste Lebensweise beeinflussen.

In der Ernährungslehre der fernöstlichen Medizin stehen *Selbsterkenntnis*, *bewusstes Gestalten des Lebens* und die *Übernahme der Verantwortung für das eigene Leben und die eigene Gesundheit* im Vordergrund.

Jeder Veränderung in unserem Leben geht eine *Bestandsaufnahme* des Ist-Zustands voraus.

Wie fühle ich mich zu Zeit - auf körperlicher und auch emotionaler Ebene? Dabei geht es nicht nur um „gut oder schlecht“, sondern um eine viel *differenziertere Wahrnehmung* in allen Lebensbereichen. Je differenzierter die Wahrnehmung wird, desto einfacher kann ich fühlen, was mir in diesem Moment, in dieser Situation guttut. Dazu sind vor allem *Aufmerksamkeit und Achtsamkeit im Alltag* unerlässlich. Themen, die uns beim Üben des T'ai Chi (TCC) geläufig sind.

Vielleicht hat uns eine Bestandsaufnahme irgendwann einmal, aus den unterschiedlichsten Gründen, in einen T'ai Chi Kurs (T'ai Chi Ch'uan-Kurs) geführt (mehr Beweglichkeit, mehr Entspannung für Körper, Geist und Seele .....).

Genauso kann sie uns zu einer gesünderen, vor allem unseren ganz individuellen Bedürfnissen angepassten, Ernährung führen. Wichtig ist nicht nur, sich immer wieder zu fragen: wie fühle ich mich nach dieser Mahlzeit; was bekommt mir und was nicht; bin ich gesättigt oder übersättigt oder noch hungrig nach dem Essen; ist mir warm, heiß oder kalt nach der Mahlzeit; - sondern dieses auch im Hinblick auf die derzeitige *Lebenssituation* zu tun: welche Essgewohnheiten/Gelüste habe ich z.B. in Stresssituationen: brauche ich Süßes um zu entspannen; verschlägt es mir den Appetit vor Aufregung; esse ich immer das Gleiche, weil es schön schnell und einfach geht; und auch im Einklang mit der jeweiligen *Lebensphase/Alter*, denn der Körper braucht in der Jugend andere Nahrungsmittel als im Alter. Jede Beobachtung ist ohne Wertung vorzunehmen, einfach nur als Feststellung einer Tatsache zu sehen.

Habe ich dann die b*ewusste Entscheidung* getroffen, meine Ernährung zu ändern, bleibt die Aufmerksamkeit und Achtsamkeit im Alltag bestehen, denn nur darüber kann ich spüren, ob mir die Änderungen guttun oder nicht. Die Traditionelle Chinesische Medizin, das T'ai Chi Ch'uan und die Ernährung nach den

5 Wandlungsphasen sind *„Erfahrungslehren"*; nur durch Tun und Spüren kann ich die wohltuende Wirkung erfahren.

Sie bringen eine tiefere Qualität in unser Leben, die sich mehr und mehr von äußeren Bedingungen löst, uns stillen Genuss und Zufriedenheit im Augenblick erleben lassen, uns öffnen für neue Erfahrungen im Innen wie im Außen und uns immer mehr zu unserer eigenen inneren Weisheit führen.

Bei allem ist auch immer zu bedenken, dass „der Weg das Ziel ist", denn das „einzig Sichere ist die stetige Veränderung des Lebens".

4.4 - Energiequellen des Körpers

Für den Organismus gibt es zwei zentrale Energiequellen

1. Die vorgeburtliche Energie – auch Yuan-Qi genannt

Sie setzt sich aus zwei Komponenten zusammen:

a) Dem Erbgut der Eltern

dass die genetischen Anlagen sowie die kulturellen Eigenheiten beinhaltet und

b) Der kosmischen Energie

die entweder göttlichen Ursprungs ist oder geistige Eindrücke aus früheren Leben mitbringt.

Die vorgeburtliche Energie ist die Basis des Lebens. Die Menge an Energie ist von Geburt an festgelegt und kann nicht aufgefüllt werden. Sie wird in den Nieren gespeichert. Die Nieren geben jeden Tag eine kleine Menge Yuan-Qi an den Organismus ab; daher altern wir. Ist das Yuan-Qi verbraucht, sterben wir. Es ist daher wichtig, diese Energie zu bewahren.

Die Möglichkeit dazu liegt darin, möglichst viel …

2. nachgeburtliche Energie

… zu erzeugen, um einen außergewöhnlichen Verbrauch von vorgeburtlicher Energie zu vermeiden. Alle chinesischen Gesundheitsübungen, wie z.B. T'ai Chi Ch'uan, Qi-Gong, Meditation und auch die chinesische Ernährungslehre haben das Ziel, durch Erzeugung nachgeburtlicher Energie den Verbrauch der vorgeburtlichen Energie möglichst gering zu halten und somit ein hohes Lebensalter in Gesundheit zu erreichen. Belastungen durch z.B. schlechte Luft, Stress, Drogen, schlechte Ernährung, exzessive Lebensweise oder Krankheiten lassen den Organismus wenig Möglichkeit, nachgeburtliche Energie zu erzeugen.

Das nachfolgende Modell des „Dreifachen Erwärmers“ zeigt die Energiegewinnung des Körpers.

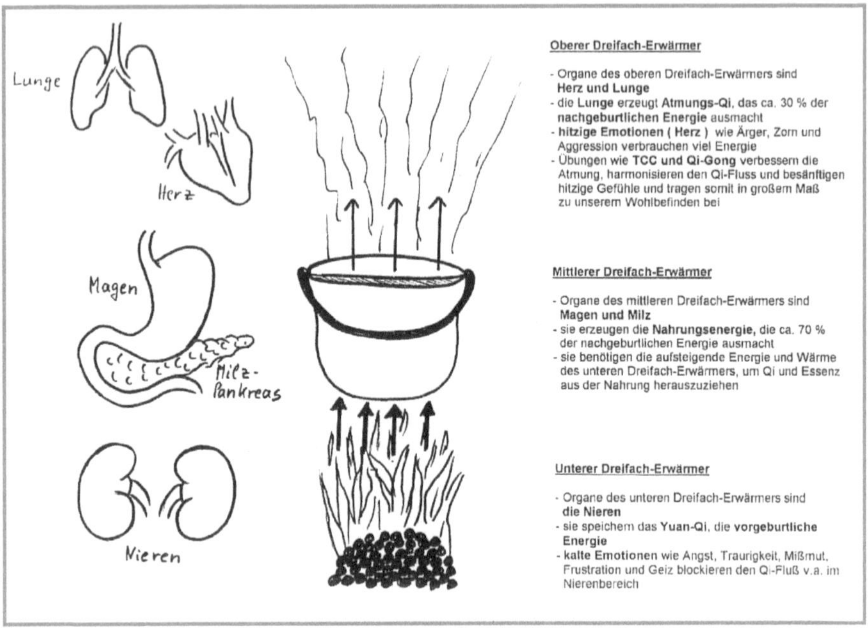

Abb. 3: Modell des Dreifach-Erwärmers

4.5 - Das Yin-Yang-Modell der Ernährung in der TCM

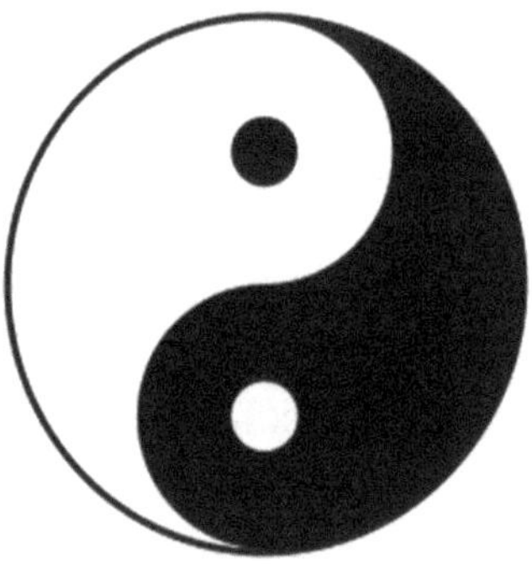

Abb. 4: Das Symbol der Monade T'ai Chi Tu

Gesundheit aus chinesischer Sicht bedeutet die harmonische Zusammenarbeit der Organe aufgrund eines ausgewogenen Angebotes an:

Gesundheit aus chinesischer Sicht

YIN (Substanz)	YANG (Energie)
Substanz hat Yin-Charakter	**Energie**, auch **Qi** genannt, hat Yang - Charakter
Yin ist: passiv dunkel/Schatten/Nacht/Mond nach unten gerichtet/Erde nach innen gerichtet/weiblich/Kälte, materiell	Yang ist: aktiv hell/Licht/Tag/Sonne nach oben gerichtet/Himmel nach außen gerichtet/männlich/Wärme, nicht materiell, sondern energetisch
auf körperlicher Ebene bedeutet Yin: **alles Substanzielle:** Körperflüssigkeiten, Blut	auf körperlicher Ebene bedeutet Yang: **Energie und Wärme**
Knochen, Gewebe, Muskeln, Gehirn, etc.	die den Organismus mit allen Funktionen am Leben hält und alles Geistige
=> **alles Sichtbare,** woraus der Mensch besteht und sich immer wieder erneuert	=> **alles Nichtsichtbare am Menschen,** das zum lebendig Sein gehört

Abb. 5: Gesundheit aus chinesischer Sicht

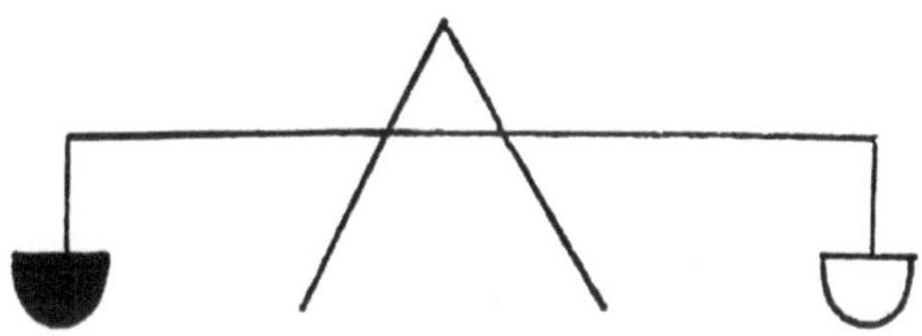

Abb. 6: Die Yin- und Yang-„Gesundheitswaage"

Die Balance zwischen Yin und Yang ist ausschlaggebend für unsere Gesundheit, Ausgeglichenheit und unser Wohlbefinden: also die Balance zwischen Aktivität und Passivität.

Krankheiten entstehen, wenn Yin- und Yang-Wurzel im Ungleichgewicht sind.

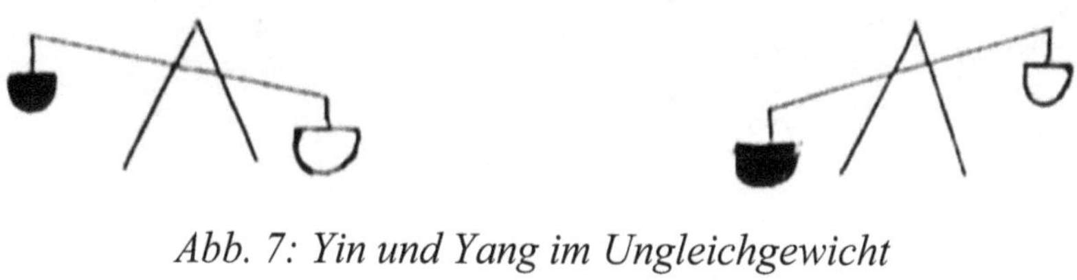

Abb. 7: Yin und Yang im Ungleichgewicht

Ungleichgewichte entstehen durch innere Einflüsse (Emotionen oder geistige Konzepte) oder/und durch äußere Einflüsse, wie z.B. Klima, Umwelt und Ernährung.

Innerhalb der
Yang-Wurzel
kann es zu folgenden Ungleichgewichten kommen

Qi-Mangel	Yang-Mangel	Yang-Fülle
Ist die erste Stufe einer Krankheitsentwicklung und bedeutet einen **Energieverlust,** der sich zu Beginn oft durch Müdigkeit und Konzentrationsmangel bemerkbar macht.	Bedeutet **Wärme- und Energieverlust** und zeigt sich oft durch häufiges Frieren und geistige und körperliche Erschöpfung.	Ist gekennzeichnet durch ein **Übermaß an Hitze** im Körper, die sich z. B. durch Hitzeempfindungen, rote Gesichtsfarbe, Wutausbrüche und Hyperaktivität zeigen kann

Abb. 8: Yang-Wurzel

Innerhalb der
Yin-Wurzel
kann es zu folgenden Ungleichgewichten kommen

Blutmangel	Yin-Mangel	Yin-Fülle
Bedeutet eine **Dezimierung der Blutmenge, der Blutfunktionen und der Blutqualität.** Ein Blutmangel ist die Folge von **Austrocknung** und geht immer mit einem Mangel an Qi der Milz einher. Die Milz ist die „Herrscherin der Säfte" und verteilt die Körperflüssigkeiten. Ein Blutmangel zeigt z. B. durch blasse Gesichtsfarbe, Neigung zu Muskelkrämpfen, Druckkopfschmerz und Gereiztheit.	Ist ebenfalls ein **Austrocknungsprozess** und beschreibt einen **Mangel an Körpersäften und evtl. Substanz.** Erste Anzeichen können Unruhe und Nervosität, Gewichtsverlust, Nachtschweiß oder Schlafstörungen sein.	Bedeutet eine **unkontrollierte Schleim-, Wasser- oder Fettansammlung** im Körper. Dieses zeigt sich z. B. durch Ödeme, Cellulite, Übergewicht, Erkältungskrankheiten mit starker Schleimproduktion, Trägheit und Niedergeschlagenheit.

Abb. 9: Yin-Wurzel

Interessant ist in diesem Zusammenhang auch, dass der Körper tagsüber durch Bewegung Qi/Energie produziert und nachts im Schlaf sozusagen die Yin-Elemente Blut, Säfte und Substanz bildet.

Die 5 Wandlungsphasen (Elemente)

Wie uns allen bekannt ist, entstand in den Hochkulturen Chinas vor vielen tausend Jahren die *"Lehre des TAO"*. Das Wort "Tao" bedeutet "Bahn, Weg" und wird im übertragenen Sinn oft als "der Strom des Lebens" bezeichnet oder als "Urgrund der Welt, der unbewusst wirkend hinter allen Erscheinungen steht" oder als "das Allumfassende, das Unbenennbare, woraus alles geboren wird und in das alles wieder zurückfließt". Symbol für die Lehre des Tao ist der Kreis:

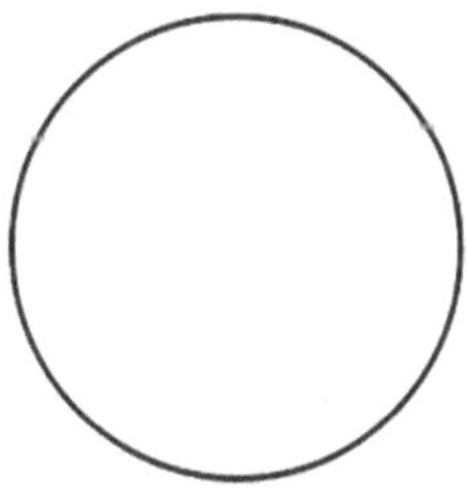

Abb. 10: Wu - Das Nichts - Der leere Kreis

Aus dieser Einheit heraus entstand das "Prinzip der Polarität, der Zweiheit, das *Yin- und Yang-Prinzip"*, das auf den beiden vorhergehenden Seiten bereits erwähnt wurde. Das Symbol für die Polarität ist:

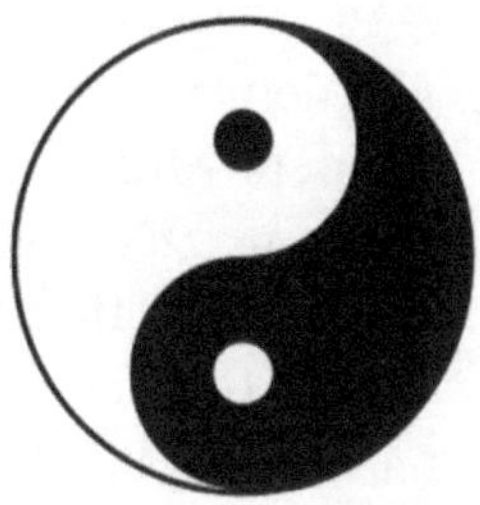

Abb. 11: Das Symbol der Monade T'ai Chi-Tu

der Fluss zweier Bewegungen, die ineinandergreifen und zum Kreis verschmelzen. Die beiden Energien bewegen sich zusammen: verschiebt sich der eine Teil, reagiert auch der andere Teil. Die geschwungene Mittellinie stellt die Bewegung dar. Die kleinen Punkte in den großen Teilen sollen zeigen, dass alles in allem enthalten ist, dass in der Einheit eines großen Teils auch ein Anteil des Gegensatzes, der Zweiheit enthalten ist, z.B. besteht ein 24 Std. Tag aus den hellen Stunden (dem "Tag") und den dunklen Stunden (der "Nacht“).

Durch die Bewegungen innerhalb dieser Gegensätze befindet sich das Leben im ständigen Wechsel und Wandel.

Früher war das Leben der Menschen viel abhängiger von der Natur und den Naturkräften als es heute der Fall ist (obwohl sich dieses Bild auch wieder wandelt, wenn man sich die vielen Naturkatastrophen der letzen Jahre vor Augen führt).

Seit alters her beobachteten die Menschen die Natur und sammelten Erfahrungen über bestimmte wiederkehrende Ereignisse wie z.B. die Jahreszeiten, den Lauf der Gestirne, die Tageszeiten, Klima- und Wetterveränderungen, Wachstum und Verhaltensweisen der Pflanzen und der Tiere, um daraus auch Schutzmöglichkeiten vor Naturkatastrophen ableiten zu können.

Aus diesen Beobachtungen der ewigen Veränderungen, die sich bedingen und sich oft in bestimmten Rhythmen wiederholen, entstand dann die *Theorie der 5 Elemente/ Wandlungsphasen*.

Die *Zahl Fünf* steht in der chinesischen Kultur für die *Zahl des Lebens;* sie setzt sich zusammen aus den Zahlen:
Zwei = Zahl der Erde (Yin)
und Drei = Zahl des Himmels (Yang).

In der Literatur wird i.d.R. von dem Modell der "5 Elemente" gesprochen. Es ist zutreffender, von dem Modell der *Fünf Wandlungsphasen* zu sprechen, denn im Gegensatz zu der eher statischen Bedeutung des Wortes "Element" beschreibt die chinesische Bezeichnung *wa – yin (wa = fünf - yin = gehen, (sich) bewegen)* den *Prozess der ständigen Veränderungen,* um den es sich bei den 5 Wandlungsphasen handelt.

In der Numerologie steht die Zahl fünf für die Wissenschaft, die Fähigkeit zu lernen, Wissen zu erwerben, es anzuwenden, umzusetzen, etwas zu verändern und damit zur Heilung im Sinne von Wachstum hin zum Einssein (mit sich selbst und dem Universum- TAO) beizutragen.

4.6 - Die Modelle der Zyklen der 5 Wandlungsphasen

Das Modell der 5 Wandlungsphasen ist ein jahrtausendealtes chinesisches System, mit dem alle geistigen, emotionalen, energetischen und materiellen Zusammenhänge erklärt werden können.

Alle Phasen stehen miteinander in Wechselwirkung, stellen ein stetiges Fließen dar. Alles um uns, in uns und wir selbst können in diesen Zyklus eingeordnet werden.

Die fünf chinesischen Wandlungsphasen sind: Wasser, Holz, Feuer, Erde und Metall

Im Zusammenwirken gibt es verschiedene Zyklen:

a) der "Sheng-Zyklus" - dieses ist der unterstützende, hervorbringende nährende "Mutter - Kind"-Zyklus

Sheng-Zyklus

unterstützend, hervorbringend, nährend **"Mutter - Kind" Zyklus**

Wandlungsphasen	stärkt jeweils das nächste Element im Kreislauf der Phasen	In dem es
Holz	**Feuer**	nährt und unterstützt
Feuer	**Erde**	durch Asche düngt
Erde	**Metall**	in dem Metall durch die Erde entstehen kann
Metall	**Wasser**	Wasser anreichert
Wasser	**Holz**	wachsen lässt

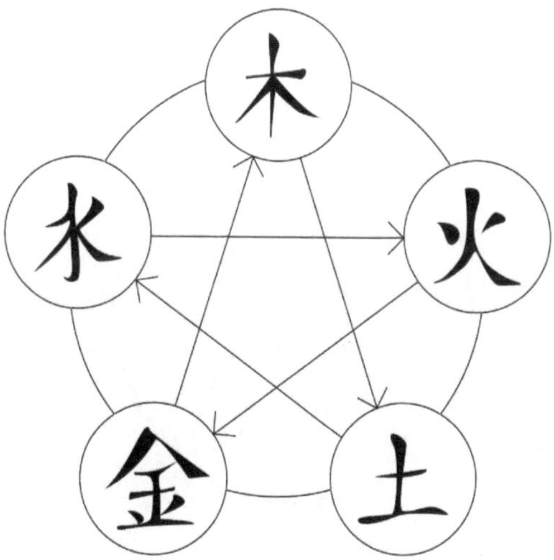

Abb. 12: Der Sheng-Zyklus

b) der "Ko-Zyklus" - dieses ist der Stabilisierungs- oder Kontroll-Zyklus (" Großmutter-Zyklus")

Ko-Zyklus

Stabilisierungs- oder Kontroll-Zyklus - "Großmutter - Zyklus"

Wandlungsphase	Stabilisiert und kontrolliert das jeweils gegenüberliegend Element	In dem es
Holz	**Erde**	mit Wurzeln durchsetzt
Erde	**Wasser**	bindet und zurückhält (Reservoir)
Wasser	**Feuer**	löscht und eingrenzt
Feuer	**Metall**	schmilzt
Metall	**Holz**	schneidet

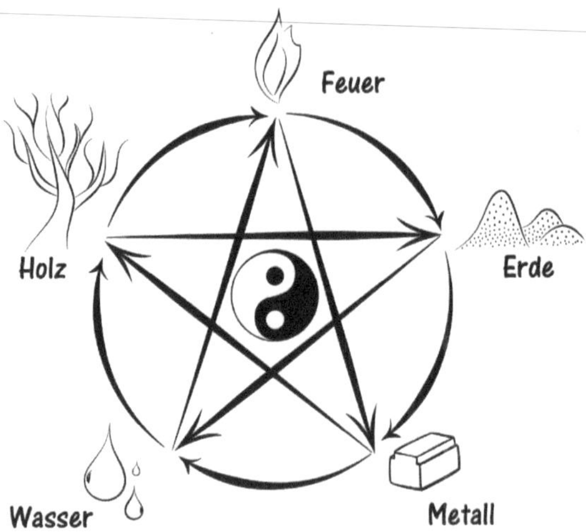

Abb. 13: Der Ko-Zyklus

c) der umgekehrte "Sheng-Zyklus" - Fließt die Energie nicht in nährender oder stabilisierender Richtung, bestehen auf energetischer Ebene mehr oder weniger große Herausforderungen:

Der umgekehrte Sheng-Zyklus
zehrend, unterdrückend, verbrauchend

Wandlungsphase	schwächt, mindert, zehrend	Element
Holz	verbraucht	Wasser
Wasser	spült, (kühlt)	Metall aus
Metall	zerstückelt (zerteilt, lockert)	Erde
Erde	löscht (erstickt)	Feuer
Feuer	verbrennt	Holz

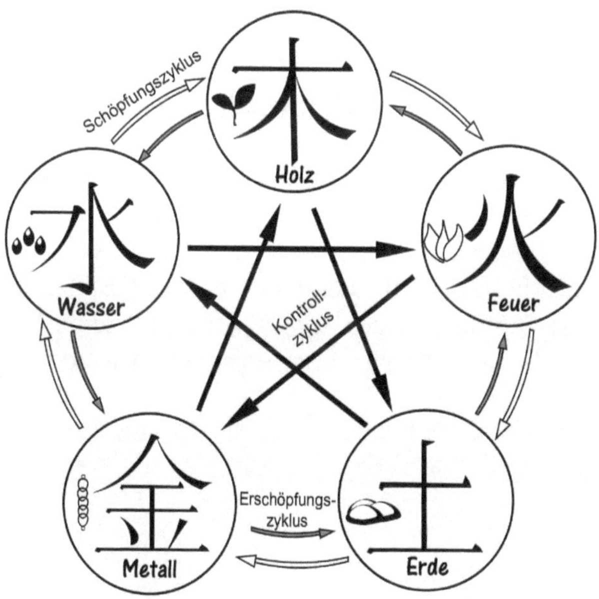

Abb. 14: Der umgekehrte Sheng-Zyklus

d) der umgekehrte "Ko-Zyklus"

Der umgekehrte Ko-Zyklus
destabilisierend, auflösend

Wandlungsphase	Destabilisiert und löst das jeweils gegenüberliegend Element auf	Elemente
Holz	stumpft Metall ab (nimmt Metall auf)	Metall
Metall	zieht Hintze aus dem	Feuer
Feuer	verdampft (verflüchtigt)	Wasser
Wasser	weicht Erde auf (löst, verflüssigt)	Erde
Erde	begräbt (löst/nimmt Holz auf)	Holz

Abb. 15: Der umgekehrte Ko-Zyklus - Tabelle

4.7 - Kochen und Essen als sinnliche Erfahrung

Das Zubereiten von Nahrung ist ein kreativer, schöpferischer Prozess, bei dem möglichst viele Sinne mit einbezogen werden sollen. Schon Redensarten wie z.B. „da läuft mir das Wasser im *Munde* zusammen“, „der leckere Duft steigt mir in die *Nase*“, „das *Auge* isst mit“, „das lass’ ich mir auf der *Zunge* zergehen“ zeigen, wie sehr unsere Sinne durch Nahrung oder Speisen angeregt werden.

Den 5 Wandlungsphasen sind auch die Sinnesorgane zugeordnet: Auge, Zunge, Mund, Nase/Haut und Ohr.

Farben - Auge – Holz

Den 5 Wandlungsphasen sind die Farben

- Grün: Holz
- Rot: Feuer
- Gelb: Erde
- Weiß: Metall
- Blau/Schwarz: Wasser

zugeordnet.

In einem Gericht sollten möglichst alle Farben vorhanden sein, was bei Salaten, Rohkostplatten oder Suppen relativ einfach ist. Alle Farbstoffe von Früchten, Gemüse und Kräutern binden im Körper Sauerstoff, der für die Aufnahme und Verteilung der Nährstoffe wichtig ist.

Es gibt einen wissenschaftlichen Versuch, bei dem sich die Versuchsperson einige Zeit nur von weißer Kost ernährt hat, die alle wichtigen Vitamine und Nährstoffe enthielt. Trotzdem erkrankte die Person nach einiger Zeit an einem Magen-Darm-Katarrh.

Drei Tage, nachdem die Versuchsperson daraufhin wieder farbige Kost zu sich genommen hatte, waren die Beschwerden überwunden.

Geschmack - Zunge - Feuer

Die Geschmacksrichtungen sind wie folgt den 5 Wandlungsphasen zugeordnet:

- Sauer: Holz
- Bitter: Feuer
- Süß: Erde
- Scharf: Metall
- Salzig: Wasser

In einem Gericht sollten mindestens drei Geschmacksrichtungen vorhanden sein. Näheres dazu s. "Geschmacksrichtungen der 5 Wandlungsphasen".

Kauen - Mund – Erde

Gutes Kauen und Einspeicheln der Nahrung erleichtert den nachfolgenden Organen den Verdauungsprozess. Auch im Mund nehmen wir die unterschiedliche Beschaffenheit und Oberfläche von Nahrungsmittel wahr: die „pelzige“ Haut des Pfirsichs, die glatte Schale des Apfels, die Fasern von Fleisch....

Duft - Nase – Metall

Tasten - Haut – Metall

Übelriechende Nahrungsmittel oder Speisen regen nicht gerade unseren Appetit an. „Duftende“ hingegen regen schon über die Nase den Verdauungsprozess an; man denke nur an den Duft von Weihnachtsplätzchen oder unseres Lieblingsessens, das uns schon „das Wasser im Munde“ zusammenlaufen lässt.

Auch der Tastsinn wird beim Zubereiten von Speisen geschult: schrumpelige Pilze, samtige Pfirsiche, glatte Äpfel, feine Salatblätter, wellige Wirsingblätter, dünner Spargel, kleine Beeren etc. lassen uns eintauchen in eine ganz vielfältige „Berührungswelt“.

Hören - Ohr – Wasser

Natürlich freut sich die Köchin/der Koch auch über ein Lob für das hervorragende Essen. Beim Zubereiten/Kochen hören wir, wie das Messer den Lauch klein schneidet, das heiße Öl in der Pfanne brutzelt und das Steak dann zischt, wenn es hineingelegt wird, die Suppe „blubbert“, oder wie jemand schreit „das Essen brennt an!“.

4.8 - Welche Bedeutung haben die Sinne beim T’ai Chi Ch‘uan?

Der Mund ist leicht geschlossen. Die Zunge liegt am oberen Gaumen an (Verbindung der beiden Hauptmeridiane der Körpermitte).

Sehen und Hören wird eher passiv wahrgenommen, da ich mich ganz auf die Bewegung und die Prozesse im Inneren konzentriere. Dadurch wird eine Verfeinerung der inneren Wahrnehmung erreicht.

Die Augen und Ohren haben natürlich im Hinblick auf den Selbstverteidigungsaspekt einen anderen Schwerpunkt. Schmecken und Riechen finden wir als Sinne im Regelfall nicht beim TCC wieder (außer in den Pausen bei Kaffee und Kuchen).

Dafür haben die Sinne Taktilität (Spüren über die Haut - Kontakt beim Push Hands zum Partner, über die Füße den Kontakt zum Boden, über die Hände Kontakt zum Schwert, Säbel, Fächer, Spüren von Energie zwischen den Händen etc.).

Gleichgewicht (Balance halten) und v.a. Eigenwahrnehmung/kinästhetische Wahrnehmung (Körperhaltung, Koordination der Bewegung, Stellung des Körpers im Raum, der Körperteile zueinander, Muskeltonus etc.) haben eine größere Bedeutung beim Üben des TCC.

4.9 - Geschmacksrichtungen und Jahreszeiten der 5 Wandlungsphasen

Geschmacksrichtungen sind: sauer, bitter, süß, scharf und salzig

Holz – sauer

- Die meisten, dem Holzelement zugeordneten Nahrungsmittel gehören von ihrer thermischen Wirkung zum kalten/erfrischenden Bereich.
- „Sauer macht lustig“ – allerdings nur die sauer-erfrischenden Mittel, da sie Leber und Gallenblase, die oft unter Säftemangel oder überschüssiger Hitze leiden, abkühlen.
- Die grundlegende Wirkung von sauer-erfrischenden Nahrungsmitteln liegt darin, Säfte des Körpers zu bewahren und die Substanz zu festigen.
- Bei Aktivitäten oder Situationen, die großes Schwitzen verursachen, sind sauer-erfrischende Tees, Säfte oder Obst, ebenso

unterstützend wie beim Aufenthalt in trockenen oder heißen Arbeitsräumen.
- Vor allem bei Ärger oder Stress kommen die Holzorgane durch saure Lebensmittel schneller wieder zur Ruhe und in Harmonie.
- Im Kontrollzyklus kontrolliert Holz die Phase Erde.
- Ein Zuviel an sauer-kalten Nahrungsmitteln, z.B. Joghurt oder Südfrüchte, senkt das Qi und Yang der Erdorgane Magen und Milz ab, sie kühlen ab und können ihre Arbeit beim Verdauungsvorgang nicht mehr richtig erledigen und zu wenig nachgeburtliche Energie wird gebildet; dadurch müssen die Nieren zu viel Energie abgeben und es fehlt die Hitze, um im Körper Fett zu verbrennen.
- Andersherum im Kontrollzyklus produziert ein Zuviel an scharf-warmen Nahrungsmitteln eine Yang-Fülle der Holzorgane Leber und Gallenblase, was oft durch Reizbarkeit, Wut und Zorn gekennzeichnet ist; daher auch Vorsicht bei übermäßigem Genuss von Knoblauch.
- Viele scharf-kalte oder scharf-erfrischende Nahrungsmittel hingegen erfrischen und entspannen die Leber und verhindern eine Yang-Fülle.

Feuer – bitter

- Zum Feuerelement gehören, ebenso wie zum Metallelement, viele Kräuter.
- Die bitteren Kräuter des Feuerelementes haben meistens eine abkühlende Wirkung, die die Gallenblase entspannt, den Gallenfluss und damit die Verdauung anregt.
- Der bittere Geschmack bewirkt eine Bewegung nach unten.
- Bitter-kalte Nahrungsmittel helfen bei anstrengender geistiger Arbeit und bei Stress.
- Bitter-warme Getränke und Kräuter wie z.B. Kaffee, Kakao, Rotwein, Oregano wirken austrocknend; sie sind richtig bei feuchtem Wetter, um den Körper vor eindringender Feuchtigkeit zu bewahren; in der richtigen Dosierung angewandt, stärken sie die Milz; im Übermaß genossen führen sie zu Säf-

temangel, Hitze des Herzens und Belastung des Magens. Ein großes Bedürfnis nach Kaffee zeigt bei den meisten Menschen einen Qi-Mangel der Milz und der Nieren an; Kaffee regt diese Organe an, so dass die Symptome wie Müdigkeit und Konzentrationsmangel nur kurzfristig beseitigt werden, nicht aber der Energiemangel selber.

- Im Kontrollzyklus kontrolliert Feuer das Metall, ein Zuviel an austrocknenden Genussmitteln wie z. B Kaffee verursacht einen Yin-Mangel der Lungen und des Dickdarms, die Lungen stehen im Zusammenhang mit der Haut, die dadurch ebenfalls austrocknet; der Kaffee regt zwar zuerst die Verdauung an, ein Übermaß trocknet jedoch auch den Dickdarm aus und es kommt oft zu Verstopfung.
- Schwarzer Tee und grüner Tee sind von der Wirkung bitter-kalt und auch austrocknend und führen wegen ihrer kalten Energie zu einem Qi-Mangel der Milz und der Nieren.

Erde – süß

- Der süße Geschmack regt an und harmonisiert.
- Er baut Energie auf und regt die Säfteproduktion an.
- Der süße Geschmack bezieht sich aber nicht auf Süßigkeiten, sondern auf den süßen Geschmack von Getreide, süßem Gemüse und Fleisch im naturbelassenen, gekochten Zustand.
- Ein Energiemangel von Magen und Milz äußert sich in Hunger auf Süßes.
- Fabrikzucker raubt dem Körper Energie; er ist, thermisch gesehen, kalt und kühlt somit die Organe Magen und Milz ab.
- Der Heißhunger auf Süßes wird am gesündesten gestillt durch gekochtes Getreide, das vom Körper sehr langsam umgebaut wird und daher lange ein Sättigungsgefühl verursacht.
- Außerdem bindet Vollkorngetreide Schadstoffe und toxische Ablagerungen und veranlasst den Körper zu deren Ausscheidung.
- Süß-kalte und süß-erfrischende Nahrungsmittel befeuchten die Erdorgane und kühlen sie ab, befeuchten den Dickdarm und ergänzen die Säfte der Lunge. Über den Kontrollzyklus ver-

hindern sie eine zu große Nierenhitze. Ein Zuviel an süß-kalt erschöpft das Qi der Erdorgane, kühlt das Herz, lässt die Lungen überfeucht werden, so dass Erkältungen leichter im Körper entstehen können und kühlt die Nieren ab, was zu innerer Kälte und Müdigkeit führt.

- Fleisch hat grundsätzlich eine Qi-anregende Wirkung; Rindfleisch ist ideal, um das Qi der Milz aufzubauen.
- Süß-warme Nahrungsmittel erwärmen und regen Milz, Magen, Lunge, Dickdarm und Nieren an, bieten einen guten Schutz vor Energiemangel und sollten viel von Vegetariern gegessen werden.
- Wie im Kontrollzyklus gesehen erschöpft ein Zuviel an süß-warmen Nahrungsmitteln die Säfte der Nieren.

Metall – scharf

- Der scharfe Geschmack öffnet und löst Stauung auf.
- Scharf-warme Nahrungsmittel sind der beste Schutz gegen Kälte und im Winter wichtig; sie regen die Lungen an, stärken das Yang der Nieren und bringen den Energie- und Blutfluss in Bewegung.
- Scharf-warme Nahrungsmittel öffnen bei Erkältungskrankheiten die Poren des Körpers und wirken schweißtreibend und erhitzend.
- Der scharf-warme Geschmack bewegt das Qi im Körper nach oben und vertreibt Traurigkeit und Niedergeschlagenheit, was allerdings im Zusammenhang mit dem scharf-warmen Geschmack hochprozentigen Alkohols kritisch zu sehen ist.
- Im Kontrollzyklus überhitzt ein Zuviel an scharf-warm die anderen Organe, insbesondere Leber und Galle.
- Scharf-erfrischende Lebensmittel befeuchten die Lungen und sorgen somit für eine schöne Haut.

Wasser – salzig

- Der salzige Geschmack wirkt abführend, schleimlösend und aufweichend.

- Ein geringer Salzgebrauch vermehrt die Körpersäfte.
- Ein zu großer Salzverzehr trocknet den Körper aus; im Fütterungszyklus bewirkt dieses eine Austrocknung von Leber und Gallenblase, was wiederum innere Anspannung und Gereiztheit zur Folge hat. Zur Entspannung muss dann wieder der süße Geschmack herangezogen werden, ähnlich verhält es sich mit Salz und Alkohol; Alkohol befeuchtet den Körper wieder und entspannt die Emotionen, daher bewirkt eine Reduzierung des Salzkonsums oft auch eine Reduzierung des Heißhungers auf Süßes und den Alkoholkonsum.
- Salzig-warme Nahrungsmittel stärken das Yang der Nieren und entlasten damit die Organe des Mittleren und Oberen Erwärmers.
- Salzig-neutrale Nahrungsmittel sättigen sehr und stärken das Qi.
- Salzig-erfrischende Nahrungsmittel regen die Säfte der Nieren und damit den gesamten Körper an.
- Salzig-kalte Nahrungsmittel schützen vor zu viel Nierenfeuer und über den Kontrollzyklus vor Herzhitze und liefern viele Mineralien.

Jahreszeiten

Auch die Jahreszeiten werden in das Modell der 5 Wandlungsphasen eingeordnet: Frühling, Sommer, Spätsommer, Herbst und Winter.

Frühling – Holz

- Der Frühling ist die Zeit des Neubeginns, des Wachstums, des Planens, der Knospen und ersten zarten Blüten in der Natur.
- Alle erfrischenden Nahrungsmittel wie z.B. Keime und Sprossen und alle grünen Gemüsesorten, blanchiert oder gedünstet zubereitet, versorgen den Körper im Frühling mit neuer Kraft und Frische.
- Saure Nahrungsmittel stärken die Leber.
- Auf fettes, frittiertes oder gebratenes Essen sowie Farb- oder Aromastoffe und Genussmittel sollte lieber verzichtet werden.

Nach der reichhaltigen Ernährung des Winters tut eine Entschlackung des Körpers im Frühjahr besonders gut.

Sommer – Feuer

- Der Sommer ist die Zeit des Strebens nach Außen, des Umsetzens der Pläne des Frühlings, der Aktivität und Begeisterung, der vollen Farben der Natur, des Wachsens und Reifens vieler Nahrungsmittel.
- Im Sommer kann man besonders auf die Farbvielfalt der Mahlzeiten achten und frische und erfrischende Nahrungsmittel, v.a. Früchte, Salate und Säfte auf den Tisch bringen. Auch der Rohkostanteil kann nun etwas erhöht werden. Gemüse schmeckt am besten nur ganz kurz blanchiert.
- Nahrungsmittel mit trocknendem, erhitzendem oder fettigem Charakter steigern die Hitze noch mehr, belasten die Verdauung und sollten im Sommer gemieden werden. Stärkend wirken bittere (in Maßen) und erfrischend-kühle Lebensmittel.
- Picknicks im Freien verleihen der Wandlungsphase Feuer am besten den Ausdruck.

Spätsommer – Erde

- In der chinesischen Lehre bildet die Erde das Zentrum, die fünfte Himmelsrichtung.
- Der Spätsommer ist die Zeit der Ernte, sowohl der Nahrungsmittel, wie im übertragenen Sinn auch die Ernte von Ideen und Projekten gemeint ist, der Erfolg. Es beginnt langsam wieder eine Zeit mit mehr Ruhe.
- Auch im Spätsommer kann man von der leuchtenden Farbenpracht von Obst und Gemüse profitieren. Kräftige, leichte Mahlzeiten mit reifen Früchten, viel Getreide und gelbem Gemüse geben den Ton an, die mild gewürzt werden.

Herbst – Metall

- Der Herbst ist die Zeit des Rückzugs. In der Natur zieht sich das Wasser aus den Früchten zurück, die Blätter vertrocknen, der Erdboden nimmt die äußere Feuchtigkeit nicht mehr auf. Die Energie zieht sich langsam ins Innere zurück.
- Die leichten Blattgemüse des Sommers gibt es nicht mehr, statt dessen die reifen Früchte der Erde, z.B. Kartoffeln, Kürbisse, Zucchinis. Leicht wärmende und kräftige Mahlzeiten, in Verbindung mit maßvollen scharfen Nahrungsmitteln kennzeichnen den Herbst.

Winter – Wasser

- Der Winter ist die Zeit der Stille, der Besinnlichkeit, des Stillstands, der Ruhe und inneren Einkehr, des Sammelns und Speicherns von Kraft. Wichtig im Winter ist, den Körper vor Auskühlung zu schützen.
- Warme Nahrungsmittel sollten den Speiseplan beherrschen, heiße Nahrungsmittel in Maßen genossen werden. Suppen sind im Winter die idealen Wärmelieferanten. Sie können auch ruhig etwas mehr gesalzen werden als zu anderen Jahreszeiten, da Salz die Energie nach innen zieht. Scharfe Gewürze sollten nur vermehrt eingesetzt werden, wenn sich bereits eine Erkältung zeigt; ansonsten würden sie die Körperporen nur noch mehr öffnen, sodass die Kälte noch schneller eindringen kann. Heimische Obst- und Gemüsesorten sind den exotischen Varianten vorzuziehen, da diese aufgrund ihrer thermischen Wirkung oft eine abkühlende Tendenz haben. Wärmende Getränke halten die Schleimhäute feucht und unterstützen so die Abwehrkräfte.

4.10 - Die Organfunktionskreise der 5 Wandlungsphasen

Unser Körper ist ein einzigartiges System von Organen, Blutgefäßen, Nervenzellen, Energieleitbahnen etc., die alle auf harmonische Weise zusammenarbeiten, sich ergänzen und unterstützen, eindämmen und kontrollieren. Da alle Organe miteinander in Verbindung stehen, bedeutet Gesundheit ein ausgewogenes Angebot an Energie (Yang) und Substanz (Yin). Der Mensch ist permanent inneren und äußeren Einwirkungen ausgesetzt. Der Ausgleich geht in einem gesunden Körper ständig von selbst vonstatten. Wenn ein Organ kurzfristig in einen Zustand der Leere (ein energetischer Zustand der Erschöpfung von Ressourcen; ein Mangel an Flüssigkeiten, Substanz, Wärme oder Energie) oder Fülle (ein Zuviel an Flüssigkeiten, Hitze oder Substanzen) kommt, sorgen die anderen Organe durch Zuführen oder Abziehen von Energie oder substanziellen Elementen dafür, dass das Gleichgewicht wieder hergestellt wird.

Es geht aber nicht nur um die Organe selber, sondern man spricht von sogenannten „Funktionskreisen“, d.h. es geht um die Organe, ihre Aufgaben im Körper und die ihnen zugeordneten Körperregionen. Energiezufuhr durch hochwertige Nahrungsmittel, Bewegung, Sauerstoff und ausgeglichene Emotionen sorgt dafür, dass die Organfunktionskreise gut versorgt sind und bei Anforderungen Ausgleichsprozesse selber ausführen können, was ein wichtiger Schutz des Körpers vor Krankheiten ist.

Als Kreislauf dargestellt sehen wir außen die Yang-Organe oder Hohlorgane, die der Aufnahme, Ausscheidung, Verdauung und dem Transport der Nahrung dienen, für den Energie- und Wärme-Haushalt des Organismus zuständig sind und somit die Funktionen in den Organen aufrechthalten.

Im Innenkreis sind die Yin- oder Speicherorgane, die die lebenswichtigen Essenzen des Körpers (Blut, Körpersäfte etc.) bilden und auch speichern.

Zu jeder Wandlungsphase gehört immer ein Yin- und ein Yang-Organ. Eine Ausnahme bildet das Feuer-Element, dem die beiden Organe Herz und Dünndarm zugeordnet sind, sowie die beiden Energie-Verteiler-Funktionskreise Dreifacher Erwärmer und Kreislauf/Sexus.

Wenn eine Anforderung auftritt, sei es von außen oder von innen, sind die Organe doppelt geschützt:

- das Partnerorgan in der jeweiligen Wandlungsphase ist um einen energetischen Ausgleich bemüht
- das vorgelagerte Organpaar gibt im „Mutter- oder Sheng-Zyklus" Energie oder Essenz ab, jeweils im Yin- oder Yang-Kreislauf

Organ-Funktionskreise

(Organe, ihre Aufgaben und zugeordnete Körperfunktionen)

Wand-lungs-phasen	Wasser	Holz	Feuer	Feuer	Erde	Metall
Yin-Meridiane	Niere	Leber	Herz	Kreislauf und Sexus	Milz und Pankreas	Lunge
Yang-Meridiane	Blase	Galle	Dünndarm	Dreifach-Erwärmer	Magen	Dickdarm

Abb. 16: Der Organfunktionskreis

4.11 - Die Organ- /Meridianuhr

Schon unsere Großeltern kannten das Sprichwort: „Speise morgens wie ein Kaiser, mittags wie ein König und abends wie ein Bettelmann".

Anhand der Organuhr, die die Zeiten angibt, in denen ein Organfunktionskreis am aktivsten ist, erhält dieses Sprichwort noch mal einen tieferen Sinn.

Nach der Entleerung des *Dickdarms*, der u.a. für die Immunstärkung, Entgiftung und Ausscheidung nicht verwertbarer Nahrungsbestandteile zuständig ist, zwischen 5 und 7 Uhr morgens, sind die Verdauungsorgane *Magen und Milz* zwischen 7 und 11 Uhr am aktivsten, sodass ein ausgiebiges gesundes Frühstück in dieser Zeit gut verdaut werden kann und dem Körper viel Energie liefert.

In diesem Zeitrahmen transformiert die Milz Feinteile aus der Nahrung, die zwischen 11 und 13 Uhr den *Herz*meridian unterstützen können. War das Frühstück, energetisch gesehen, nicht reichhaltig genug, treten um ca. 11 Uhr oft Müdigkeit und Konzentrationsschwäche auf. Da die Milz mit dem Verlangen nach Süßem verbunden ist, werden diese Störungen oft mit Süßigkeiten „behoben“ oder mit Kaffee oder Zigaretten, was energetisch einen ungünstigen „Ernährungskreislauf“ auslöst.

Zwischen 13 und 15 Uhr ist der *Dünndarm*meridian am aktivsten. Der Dünndarm sortiert die vom Magen vorbereitete Nahrung aus; Bestandteile, die der Körper braucht, werden der Nahrung entzogen und weiterverarbeitet, Unbrauchbares wird an den Dickdarm weitergeleitet und ausgeschieden.

In der fernöstlichen Medizin wird gesagt, die Aufgabe des Dünndarms ist „das Trennen von Trübem und Klarem“. Der vom Zeitablauf nach dem Dünndarm aktive

*Blasen*meridian scheidet dann die Feinteile zwischen 15 und 17 Uhr aus.

Die günstigste Zeit für eine warme Abendmahlzeit liegt zwischen 17 und 19 Uhr, der aktivsten Zeit der *Nieren.* Die folgenden zwei Stunden, 19 bis 21 Uhr gehören dem *Kreislauf-/Sexus*meridian, einer günstigen Zeit für Geselligkeiten und dem Liebesleben.

Daran schließt sich bis 23 Uhr die aktive Zeit des *Dreifacherwärmers* an, die günstig ist für Ruhe, meditative Übungen (z.B. T’ai Chi Ch’uan) und Entspannung (z.B. gemütliches Lesen im Bett) und dadurch Körper, Geist und Seele in Harmonie bringt.

Der *Gallenblasen*meridian hat seine Höchstzeit zwischen 23 Uhr und 1 Uhr nachts. Die vorrangige Aufgabe der Gallenblase ist die

Fettverdauung. Im emotionalen Bereich wird die Gallenblase „der Minister der Entscheidungen" genannt. Daher ist es empfehlenswert, in dieser Zeit tief zu schlafen, wenn man wichtige Entscheidungen zu treffen hat, damit „der Minister" in Ruhe arbeiten kann. Die *Leber* hat etwas 365 verschiedene Aufgaben, v.a. leistet sie Entgiftungsarbeit. Ihre aktivste Zeit ist zwischen 1 und 3 Uhr nachts; in diesen Stunden sollten wir tief und fest schlafen, damit die Leber ihrer Aufgabe auch nachkommen kann. Spätes und vielleicht auch noch fettes Essen belasten vor allem Gallenblase und Leber. Um die Leber zu unterstützen, kann man, gemäß dem „Tag- und Nachtprinzip", zwischen 13 und 15 Uhr z.B. einen Leberwickel machen.

Nun kommt die Zeit der Meridiane der zweiten Quelle der nachgeburtlichen Energie, Lunge und Dickdarm. Zwischen 3 und 5 Uhr „regiert" die *Lunge.* Viele buddhistische Mönche und Yogis beginnen um 4 Uhr mit ihren Übungen, da der Körper in dieser Zeit über die Atmung besonders viel feinstoffliches Qi aufnehmen kann; vielleicht eine neue Übungszeit für T'ai Chi Ch'uan?

Auch hier ist das „Tag- Nachtprinzip" gut anzuwenden, denn therapeutische Atemübungen wirken besonders gut, wenn sie zwischen 15 und 17 Uhr durchgeführt werden.

Die Meridianuhr kann im Alltag dahingehend genutzt werden, dass man sich beobachtet, zu welchen Zeiten z.B. Müdigkeit, Konzentrations- oder Kräftemangel, Überaktivität, Schlafstörungen etc. auftreten und man auch über die Ernährung versucht, den Meridianfunktionskreis wieder in einen harmonischen Fluss zu bringen.

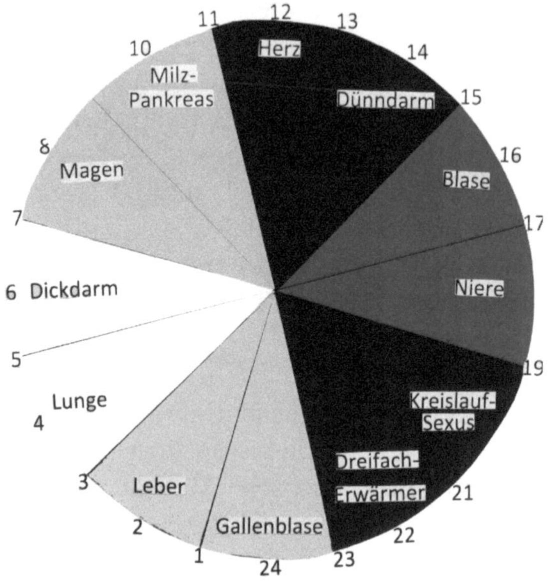

Abb. 17: Die Meridianuhr

4.12 - Die Emotionen und geistig-mentale Entsprechungen der 5 Wandlungsphasen: Holz, Feuer, Erde, Metall und Wasser

Holz

- Leber: Wut, Zorn – Transformation, Wandlung. Die Leber reagiert ganz empfindlich auf Druck; sie liebt Entspannung und Freiraum um zu „wachsen“. Geistige Übungen wie T’ai Chi Ch’uan und Meditation verschaffen innere Ruhe, um Belastungen umzuwandeln und sinnvoll zu nutzen.
- Gallenblase: Ärger, Empörung („da läuft mir die Galle über“) – Entscheidung. Innere Anspannung und die Unfähigkeit, Entscheidungen zu treffen, sind Kennzeichen einer Blockade im Gallenblasenfunktionskreis.

Feuer

- Herz: Liebe/ Hass, Freude, Mitgefühl. Offenheit, Neugier und Freude gegenüber allem Neuen, Liebe zum Leben, sich selbst und den Mitmenschen sind stärkende Elemente für das Herz. Zeitdruck, Überforderung und das Gefühl, nicht verstanden und angenommen zu werden schaden dem Herzen. T'ai Chi Ch'uan und Meditation können auch das Herz beruhigen.
- Dünndarm: Aufnahme, Ablehnung - Aussortieren, was gut für mich ist und was nicht
- Kreislauf/Sexus: Verbundenheit, Selbstverantwortung, Schuld
- Dreifacher Erwärmer: Harmonie – Disharmonie

Erde

- Milz/Pankreas: Vertrauen, Sorgen - Süße des Lebens genießen. Bei Störungen im Milzfunktionskreis neigen die Menschen zum Grübeln, sich zu sorgen, was alles passieren kann. Eine Stärke der Milz ist die Konzentration auf das Wesentliche und das Genießen der angenehmen Seiten des Lebens. Aus chinesischer Sicht kommt es bei Frauen ab dem 49. Lebensjahr zu einem Energieschub, den sie für sich für eine sinn- und freudvolle neue Lebensform, die auch im Außen gelebt wird, nutzen sollten.
- Magen: Zufriedenheit, Unzufriedenheit, Ärger („das schlägt mir auf den Magen“) Erdverbundenheit, „mit beiden Beinen auf dem Boden stehen“, Stabilität, Sicherheit; zu viel Erdverbundenheit führt allerdings oft zu Unflexibilität, Engstirnigkeit, mangelnder Risikobereitschaft.

Metall

- Lunge: Raum und Ausdehnung, Traurigkeit, Wertschätzung, Stolz, Scham, Existenzangst. Bei emotionalen oder auch äußeren Belastungen wird die Atmung oft flach; T'ai Chi Ch'uan verbessert das Lungenvolumen wieder.

- Dickdarm: Loslassen und Festhalten, mit dem Fluss des Lebens fließen. Durch die Bewegungen des T'ai Chi Ch'uan werden die Verdauungsorgane stimuliert.

Wasser

- Niere: Mut/Vertrauen und Angst. Angst schwächt den Nierenfunktionskreis ganz erheblich; mutig sein und etwas riskieren ist oftmals sehr befreiend.
- Blase: Selbstbestimmung, Fremdkontrolle. Die eigenen Bedürfnisse erkennen, sie leben mit Respekt vor den Mitmenschen oder sein Leben von anderen bestimmen lassen sind Themen der Blase.

Emotionen und Gedanken in den Wandlungsphasen

Wand-lungs-phasen	Wasser	Holz	Feuer	Feuer	Erde	Metall
Yin-Meridiane	**Niere** Vertrauen Neugier Mut Angst	**Leber** Transformation Umwandlung Veränderung Verharren	**Herz** Bedingungslose Liebe Beziehungen Verleugnung Hass	**Kreislauf/Sexus** Verbundenheit Sexualität Schule	**Milz/Pankreas** Reflexion Vertrauen in die Zukunft Sorgen	**Lunge** Wert- schätzung Stolz Scham
Yang-Meridiane	**Blase** Selbst- bestimmung Innere Ausrichtung Fremd- kontrolle	**Gallenblase** Entscheidung Wahl Unentschieden- heit	**Dünndarm** Assimilation Aussortieren Aufnehmen Ablehnen	**Dreifacher Erwärmer** Harmonie Yin-Yang (Trauma) Disharmonie Chaos	**Magen** Zufriedenheit Sicherheit Ärger	**Dickdarm** Loslassen Festhalten

Abb. 18: Die geistige-emotionalen Entsprechungen zu den Wandlungsphasen

4.13 - Zentralgefäß und Gouverneursgefäß

In das Modell der 5 Wandlungsphasen sind die Meridiane mit ihren Funktionskreisen eingeordnet, die paarig im Körper verlaufen und direkt oder indirekt mit Organen verbunden sind. Die beiden Meridiane, die auf der Körpermitte verlaufen, werden nicht in dieses Modell eingeordnet, sind aber für unser Wohlbefinden äußerst wichtig.

Zentralgefäß: Dieser Meridian beginnt am Dammpunkt und läuft über die vordere Körpermitte über das Kinn bis unterhalb der Unterlippe. Er hat viel zu tun mit unserer zentralen Lebensenergie.

Der ihm zugeordnete Muskel ist der Supraspinatus, der für die Bewegung des Armes wichtig ist und sich im hinteren Schulterbereich befindet oberhalb des Schulterblattes. Man nennt ihn auch „Lernmuskel", da er oft eine Energieschwäche aufweist, wenn wir viel geistig gearbeitet haben, was sich vielfach mit dem Gefühl einer Verspannung in diesem Schulterbereich äußert. Kinder mit Lernschwierigkeiten haben oft einen energetisch schwachen Supraspinatus.

Ernährungsmäßig kann man diesen Funktionskreis durch Ribonukleinsäure unterstützen, die in Hefe und Fisch vorkommt.

Emotionale oder geistige Themen des Zentralgefäßes sind: Angst, Erfolg, Misserfolg und psychischer Stress.

Gouverneursgefäß: Dieser Meridian beginnt am Dammpunkt und läuft dann über die hintere Körpermitte entlang der Wirbelsäulenmitte über den Kopf und das Gesicht bis oberhalb der Oberlippe. Der ihm zugeordnete Muskel ist der Teres major, der ebenfalls für die Armbewegung zuständig ist und sich unterhalb des Schulterblattes befindet. Dieser Muskel steht in Zusammenhang mit Schwierigkeiten im Lendenwirbelbereich. Unterstützung durch Ernährung erfährt dieser Funktionskreis durch Jod, Vitamin B und pflanzliches Eiweiß: Räucheraal, Brathering, Dorsch, Garnele, Hummer, Kabeljau, Miesmuschel, Schellfisch, Seelachs und Algen. Emotionale oder geistige Themen des Gouverneursgefäßes sind: Rückgrat haben; sich unterstützt, akzeptiert und gesichert fühlen.

Verbinden kann man diese beiden Meridiane, indem man beim Atmen den Mund schließt und die Zungenspitze am Energiepunkt am oberen Gaumen hinter der oberen Zahnreihe liegt. Dieses ist in vielen Büchern die empfohlene Haltung des Mundes beim T'ai Chi Ch'uan!

4.14 - Thermische Wirkung der Nahrungsmittel

Nach der thermischen Wirkung werden die Nahrungsmittel in fünf Kategorien eingeteilt.

Heiße Nahrungsmittel

- Schützen den Körper vor Kälte.
- Sollen v.a. in der kalten Jahreszeit eingesetzt werden, um vor dem Eindringen der klimatischen Kälte von außen zu schützen.
- Können ausgleichen, wenn zu viele kalte Nahrungsmittel gegessen werden.
- Verhindern einen Yang-Mangel.
- Viele hochprozentige Alkoholsorten gehören zu den heißen Nahrungsmitteln; man sollte sie nicht trinken, bevor man hinaus in die Kälte geht, da sie die Poren öffnen und somit die Kälte noch besser eindringen kann.
- Ein übermäßiger Verzehr von heißen Nahrungsmitteln bewirkt eine Yang-Fülle, die wiederum einen Yin-Mangel nach sich ziehen kann.

Warme Nahrungsmittel

- Steigern die Aktivität.
- Sollen ebenfalls bei kühlem Wetter und in der kalten Jahreszeit vermehrt gegessen werden.
- V.a. Gemüsesuppen und langgekochte Fleisch- oder Fischbrühen unterstützen den Erwärmungsprozess des Körpers.
- Ein Übermaß an warmen Nahrungsmitteln kann ebenfalls zu einer Yang-Fülle führen (innere Anspannung, Unruhe, Gereiztheit etc.).

Neutrale Nahrungsmittel

- Liefern Energie / Qi.
- Wirken ausgleichend auf die Organe.

- Der Hauptanteil einer Speise sollte aus neutralen Nahrungsmitteln bestehen.
- Gekochtes Getreide ist ein sehr guter Energielieferant für den Körper:
- Alle Organe werden relativ ausgewogen mit Energie versorgt.
- Der Körper verdaut es langsam und ohne Anstrengung, so dass die Energie ebenso wie das Sättigungsgefühl lange anhalten.
- Getreide beruhigt den Geist.
- Gekochtes Getreide und gekochtes Gemüse haben die Fähigkeit, Giftstoffe aus dem Körper auszuscheiden.
- Ein wichtiger Energielieferant der neutralen Nahrungsmittel ist Rindfleisch; es regt das Blut und die Energie an.

Erfrischende Nahrungsmittel

- Der Körper baut aus erfrischenden Nahrungsmitteln Blut, Säfte und Substanz auf.
- Viele Gemüse- und Obstsorten und Salate sind erfrischend.
- Man sollte sie v.a. im Sommer und Frühling essen und den Verzehr im Herbst und Winter reduzieren.
- Rohkost in Form von ungekochtem Gemüse, Obst und Salaten sollte nur einen geringen Anteil der Mahlzeiten ausmachen, außer bei einer ausgeprägten Yang-Fülle, bzw. bei Leistungssportlern oder bei Menschen, die körperlich hart arbeiten müssen; der Energieaufwand für den Verdauungsprozess ist bei Rohkost wesentlich höher als bei gekochter Nahrung, da Rohkost erst angewärmt werden muss.
- Gekochte, erfrischende Nahrungsmittel bauen mehr Säfte im Körper auf als rohes, erfrischendes Gemüse oder Obst.

Kalte Nahrungsmittel

- Schützen vor Hitze.
- Viele Südfrüchte gehören zu den kalten Nahrungsmitteln, ebenso z.B. Salate, Kräutertees, schwarzer Tee, Mineralwasser, Salz.

- Die thermisch kalten Tees schaffen im Winter den Ausgleich über erwärmende Gewürze wie z.B. Zimt, Ingwer, Sternanis.
- V.a. im Sommer und bei Aufenthalt in heißen Ländern gleichen kalte Nahrungsmittel die äußere Hitze aus.
- Doch grundsätzlich sollten kalte Nahrungsmittel nur sehr behutsam angewandt werden, da ein Übermaß eine Energieschwäche des Verdauungstraktes und damit des mittleren Erwärmers bewirkt, so dass die Nieren (unterer Erwärmer) vermehrt Energie bereitstellen müssen.
- Auch im Sommer sollte auf eiskalte Getränke und zu viel Speiseeis verzichtet werden; lieber warme Getränke mit kühlender thermischer Wirkung trinken, z.B. warmen Apfel- oder Traubensaft, neutrale Getränke wie Maisbarttee oder heißes Wasser. Für die thermische Wirkung sind mehrere Faktoren ausschlaggebend:

Hoher Wassergehalt

Ein hoher Wassergehalt hat eine abkühlende Wirkung auf den menschlichen Körper. Z.B. enthält Gemüse, das durch viel Düngemittel schnell gezüchtet wird, mehr Wasser als Biogemüse.

Wachstumsart

Je mehr Sonne eine Pflanze „getankt" hat, desto abkühlender ist sie. In heißen Ländern bieten die dort wachsenden Nahrungsmittel den Menschen einen klimatischen Ausgleich. Eine Orange, die in Äquatornähe gewachsen ist, hat einen höheren Yin-Anteil (abkühlend) als eine Orange aus Italien. Essen wir im Winter Orangen wegen des hohen Vitamin C Anteils, hat das eine abkühlende Wirkung auf den Körper (Mittleren Erwärmer), d.h. Magen und Milz arbeiten nicht mehr optimal und ziehen nicht mehr genug Energie aus der Nahrung, was zu einem Qi-Mangel oder Yang-Mangel führt, sodass Erkältungen uns schneller befallen können.

Im Winter ist es daher besser, regionale Nahrungsmittel zu verwenden, z.B. bei uns Wintergemüse wie Lauch, das erwärmt.

Kalium-Natrium-Verhältnis

Ein wissenschaftlicher Maßstab für das Yin-Yang-Verhältnis ist das Kalium-Natrium-Verhältnis der Nahrungsmittel. Kalium = Yin, Natrium = Yang.

Neutrale Nahrungsmittel haben ein Kalium-Natrium-Verhältnis von 5:1, z.B. Getreide. Ist der Kaliumanteil < 5 wirkt das Nahrungsmittel mehr yangisierend, also erwärmend.

Ist der Kaliumanteil > 5 ist die Wirkung eher yinisierend, also abkühlend. Z.B. haben Orangen ein Verhältnis von 570:1, Bananen von 840:1; beides wirkt sehr abkühlend.

Veränderung der thermischen Wirkung

Es gibt verschiedene Techniken, die thermische Wirkung von Nahrungsmitteln zu verändern.

Yinisieren heißt, die erwärmende Wirkung von Speisen/Nahrungsmitteln auszugleichen oder die abkühlende Wirkung zu verstärken; Möglichkeiten dazu sind:

- Blanchieren und dünsten
- Kochen mit reichlich Wasser
- Pökeln
- Zugabe von kalten/erfrischenden Beigaben, z.B. Obst, Sprossen
- Einlegen in Öl oder Sojasoße
- Einweichen in Wasser/Keimen lassen

Yangisieren bedeutet, die erwärmende Wirkung weiter zu unterstützen oder die kühle Wirkung durch eine Wärme erzeugende Garmethode oder die Verwendung erwärmender Gewürze auszugleichen; Techniken dazu sind:

- Grillen
- Räuchern
- Scharfes Anbraten
- Sanftes, langsames Anbraten in Fett

- Im Herd backen
- Langes Kochen (z. B. Suppen)
- Mit Alkohol kochen
- Gewürze

4.15 - Bioklimatische Faktoren der 5 Wandlungsphasen

Holz - Wind

Von den äußeren klimatischen Faktoren, die auf uns einwirken, ist Wind der Faktor, der Leber und Gallenblase am ehesten beeinflusst.

Auswirkungen von Wind oder Zugluft wie steifer Nacken, Kopfschmerzen oder Ohrenschmerzen kennt fast jeder Mensch.

Im Verlauf des Gallenblasenmeridians gibt es im Nackenbereich Punkte, die „Windtore" genannt werden und durch deren Beeinträchtigung Blockaden in diesem Meridian auftreten können. Wind öffnet die Körperoberfläche, sodass anderen Klimafaktoren wie z.B. durch Sonne schädigende Wirkungen leichter ermöglicht werden (Sonnenbrand am Strand bei leichter Brise).

Abneigung gegen Wind und Zugluftempfindlichkeit können durch Nahrungsmittel des Holzelementes gemildert werden.

Feuer - Hitze

Hitze wirkt nicht nur an der Körperoberfläche, z.B. Sonnenbrand, sondern dringt auch tiefer in den Körper ein und kann noch Monate später Störungen verursachen wie Hauterkrankungen und grippeähnliche Symptome. Hitze ist der Klimafaktor, der das Herz am stärksten beeinträchtigen kann.

Erde - Feuchtigkeit

Das feuchte Wetter im Herbst mit viel Nebel oder tagelangem Regen drückt zum einen die Stimmung und die Laune, zum anderen erhöht sich die Krankheitsanfälligkeit. Das Gleiche gilt für feucht-warmes, schwüles Wetter und nasse Haare, nasser Badeanzug, feuchte Kleidung oder gar eine feuchte Wohnung. Menschen, die unter einer Yin-Fülle leiden, haben eine Abneigung gegen Regen und Feuchtes oder schwüles Wetter.

Metall - Trockenheit

Trockenheit hat besonders Einfluss auf Lunge und Dickdarm. Die Auswirkungen trockener Raumluft auf die Nasen- und Halsschleimhäute und Bronchien, z.B. oft aufgrund von Klimaanlagen haben heutzutage viele Menschen bereits erfahren.

Abhilfe kann da oft ein Zimmerspringbrunnen schaffen. Erkältungskrankheiten, die oft auftreten aufgrund trockener Raumluft, können gut gemildert werden durch scharf-warme Nahrungsmittel, die den Körper zum Schwitzen bringen, die Lungen anregen und den Energie- und Blutfluß des Körpers wieder in Gang setzen. Scharf-erfrischende Nahrungsmittel sorgen für eine Befeuchtung der Lungen.

Wasser - Kälte

Äußere Kälte kennzeichnet die Jahreszeit des Wasserelementes, den Winter. Energie und Wärme, die den Körper vor dem Eindringen äußerer Kälte schützen, werden am besten durch Bewegung und Ernährung erzeugt. Wärmende Nahrungsmittel bestimmen diese Jahreszeit.

4.16 - Die 5 Prinzipien des T'ai Chi Ch'uan und die 5 Wandlungsphasen

Auch die 5 Prinzipien des TCC: Aufrichten, Zentrieren, Sinken, Loslassen und Fließen lassen sich in das System der Wandlungsphasen einordnen.

Aufrichten – Holz

Das Element Holz gehört dem Wachstum, dem Sprießen der Pflanzen, dem Recken der Keimlinge aus dem Boden zur Sonne. Daher kann man das TCC-Prinzip „Aufrichten" mit dem Aufrichten der

Wirbelsäule, des Kopfes zum Scheitelpunkt, der aufrechten Haltung, dem Holzelement zuordnen.

Dazu passen auch die Themen der Organe Leber: Freiraum, Umwandlung, in seine Aufgaben hineinwachsen und der Gallenblase: Entscheidungen treffen sich oft leichter, wenn ich „mich über den Tellerrand hinauswage“, „alles von einer höheren Sicht aus betrachte“ und somit „einen besseren Überblick habe“:

Zentrieren - Feuer

Das Prinzip des Zentrierens kann man zum Einen auch dem Erdelement zuordnen, da die Organe Magen und Milz in der Körpermitte (Zentrum) liegen, den „mittleren Erwärmer“ bilden und die Bewegung beim TCC aus der Körpermitte (untere Tan Tien) heraus erfolgt.

Eine andere Sichtweise ist, dass das Herz, das dem Feuerelement zugeordnet ist, das Zentrum unseres Handelns ist; es „hört“ die Gefühle (Bauch) und den Verstand (Kopf), holt alle Informationen in sein Inneres und geht dann ins Außen, ins Handeln mit dem „Licht und der Liebe des Herzens“. Entsprechendes Handeln erfordert zudem innere Ruhe, ein „in sich hineinhorchen“. Vom Thema des zweiten Organs des Feuerelementes, dem Dünndarm, kommt hinzu, dass ich nur gut entscheiden und handeln kann, wenn ich aussortieren kann, was wichtig und was unwichtig ist, was brauchbar und unbrauchbar ist, was mich in meiner Entwicklung fördert und was mich hindert.

Sinken – Erde

Die Themen der „Erdorgane“ sind Vertrauen und Zufriedenheit. „Mit beiden Beinen auf der Erde stehen“, „einen eigenen Standpunkt finden“, ganz im Hier und Jetzt sein kann ich nur, wenn ich in jeder Lebenssituation mein Urvertrauen zum Leben, zur „Mutter Erde“ behalte und auch mit nicht so ganz angenehmen Dingen Frieden schließen kann, Zufriedenheit erlangen kann. Sinken zu den Füßen, mit der Erde verwurzelt sein, die Fußsohlen spüren, klare Gewichtsverteilung, Standfestigkeit, Arme und Schultern entspannt hängen lassen, Vertrauen darin, die Bewegungen doch noch zu erlernen, zufrieden sein mit dem, was ich schon kann.... sind die entsprechenden Bilder aus dem TCC.

Loslassen - Metall

Körperliche Entspannung, geistiges Loslassen, Ruhe, Stille, sich in die Bewegung und in das Spüren „fallen lassen", Gelassenheit, „in das Verlieren investieren" entsprechen beim Üben des TCC dem Prinzip des Metallelementes. Loslassen ist das Thema des Dickdarmfunktionskreises. Der zweite Meridianfunktionskreis des Metallelementes ist die Lunge. Das „Loslassen" hat auch viel zu tun mit einer entspannten, fließenden, tiefen Atmung, die sich beim TCC nach einiger Zeit des Übens wie von selbst einstellt.

Fließen – Wasser

Die Zuordnung „Fließen" zum Wasserelement ergibt sich schon aus der Elementbezeichnung wie von selbst. Fließende Bewegungen in gleichmäßigem Tempo (Ausnahme: Säbelform), „Schwimmen in der Luft", „wellenartige Bewegungen" durch Heben und Senken, ständiger Wechsel zwischen Yin- und Yang-Bewegungen, Fließen des Ch'i's/der Energie charakterisieren des Element Wasser im TCC. Ein wichtiger Körperpunkt beim TCC ist zudem der „Punkt der sprudelnden Quelle" unter dem Fuß, der dem Nierenmeridian zugeordnet ist.

4.17 - Einige Grundregeln der Ernährung nach den 5 Wandlungsphasen

- *Das oberste Gebot eines Essens ist der Genuss und die Dankbarkeit!!!*
- Die Umstellung auf eine neue Ernährungsform sollte langsam, aber stetig erfolgen.
  - Das Hören auf die eigenen, derzeitigen Bedürfnisse erleichtert die richtige Auswahl der Lebensmittel.

- Sich Zeit nehmen bei der Auswahl, dem Zubereiten und dem Essen der Mahlzeit.
- Eine harmonische Atmosphäre bei Tisch unterstreicht den Genuss.
- Die derzeitige körperliche Konstitution und Lebenssituation ist immer zu berücksichtigen.
- Wichtig ist eine abwechslungsreiche, phantasievolle Zusammenstellung einer Mahlzeit.
- „Frühstücke wie ein Kaiser, speise mittags wie ein König und abends wie ein Bettelmann".
- Der ideale Abstand zwischen den Mahlzeiten sind 5-6 Stunden, damit die Verdauungsorgane die aufgenommene Nahrung verdauen und sich wieder regenerieren können. Ist der Abstand zu lang, kommt Hunger auf und man hat zwischenzeitlich ein energetisches Tief. Ist der Abstand zu kurz, kann die Nahrung nicht optimal aufgespalten werden.
- Idealerweise sollte die Nahrung zu
  - 65 % aus gekochtem Getreide und Hülsenfrüchten
  - 20 % gekochtem Gemüse
  - 5 % gekochtem/gebratenem Fleisch oder Fisch
  - 5 % Rohkost
  - 5 % Milchprodukten oder sonstigem bestehen.
  - Der individuelle Aspekt der Konstitution und der Lebensbedingungen ist jedoch unbedingt zu berücksichtigen.

- Stärkung der „Mitte" v.a. durch gekochtes Getreide.
- Verwendung von Nahrungsmitteln aus der eigenen Region und der Jahreszeit entsprechend.
- Auch beim Kochen auf die unterschiedlichen Bedürfnisse des Körpers der jeweiligen Jahreszeit angemessen eingehen. Eine Mahlzeit sollte möglichst viele Sinne ansprechen.
- Möglichst viele Geschmacksrichtungen sollten in einer Mahlzeit vorhanden sein.
- Wenn möglich, auf die Farbkombination nach den 5 Wandlungsphasen achten.

- Die Mahlzeit immer wieder in die energetische „Mitte“ bringen durch das Kombinieren von Nahrungsmitteln, Zutaten und Gewürzen unterschiedlicher thermischer Wirkungen oder durch Nutzen unterschiedlicher Garmethoden.
- So oft wie möglich sanfte und neutrale Garmethoden verwenden.
- Neutrale, warme und erfrischende Nahrungsmittel bilden die Basis jeden Essens, heiße und kalte Nahrungsmittel sind die „Garnitur“; das Gleiche gilt für Getränke.
- Nicht zu viel Rohkost zu sich nehmen, sondern kochen, um Wärmeenergie durch die Nahrung zu sich zu nehmen. Der größte Teil unserer Nahrung sollte erwärmt gegessen werden. Kochen ist v.a. für Vegetarier wichtig, da ihnen die wärmende Energie von Fleisch fehlt.
- Wer hingegen viel Fleisch isst, sollte als Beilage viel erfrischendes Gemüse oder Obst zu sich nehmen.
- Auf versteckte Bestandteile wie Salz und Zucker in Zutaten achten.
- Die Zutaten einer Mahlzeit immer im stärkenden „Fütterungszyklus“ zugeben. Kein Element sollte, wenn möglich, übersprungen werden. Je öfter der Zyklus durchlaufen wird, desto energiereicher ist die Mahlzeit. Die Organfunktionskreise des Elements, mit dem der Zyklus endet, erhält die meiste Energie.
- Möglichst naturbelassene, lebendige Nahrungsmittel verwenden, da sie viel Licht gespeichert haben.

4.18 - Gemeinsamkeiten von T'ai Chi Ch'uan und der Ernährung nach den 5 Wandlungsphasen

„Eine gut durchdachte Mahlzeit ist ein langes Crescendo: es beginnt mit den sanften Noten der Suppe, dann folgen die zarten Appeggien der Vorspeise, es gipfelt in den Trompetentönen des Hauptganges, und den Schluss bilden die lieblichen Akkorde der Nachspeise.

Der Verlauf ist dem des Liebens im Stil vergleichbar: es beginnt mit dem Flirt, genießt die erotischen Spiele, kommt zum Höhepunkt mit dem üblichen Donnerschlag und sinkt zum Schluss in freundliche, wohl verdiente Ruhe. Hast in der Liebe hinterlässt ein zorniges Brennen in der Seele. Hast beim Essen greift die Verdauungssäfte an“. (Isabell Allende - „Aphrodite“)

Eine gut durchdachte Stunde T'ai Chi Ch'uan beginnt mit den sanften Lockerungsübungen, denen wirkungsvolle und ergänzende Vorübungen folgen, es gipfelt im Üben der verschiedenen Formen, die viele bewegungsgenaue Herausforderungen in sich bergen und den Schluss bilden Energiezuwachs, Ruhe und Zufriedenheit.

Hast beim T'ai Chi verhindert, in die Stille und Ruhe zu kommen und mit mehr Energie und gestärkt wieder in den Alltag zu gehen. Auf ein jahrelanges Üben übertragen, könnte es sich so anhören: es beginnt mit dem sanften Kennenlernen der Grundlagen der Bewegungen und Bewegungsprinzipien, dem folgt das Erlernen der unterschiedlichen Formen verbunden mit dem erweiterten Spüren in den eigenen Körper, der erste Höhepunkt ist, wenn man die Form vom äußeren Ablauf her ohne Stocken kann, weitere Höhepunkte wie „ich kann jetzt mehrere Formen ganz gut“, das Spüren der 5 Prinzipien in den Bewegungen, das Spüren von Energieflüssen zwischen den Händen, vom hinteren Fuß in die vordere Hand, die Meditation während des Übens, das ganz im Hier-und-Jetzt-Sein, in die Stille und Leere gehen etc. folgen und den Schluss bilden dann das Leben der T'ai Chi Prinzipien auch im Alltag, die Freude an der Leichtigkeit und Reichhaltigkeit an Energie und Bewusstheit der Bewegungen und die „kleine, eigene Erleuchtung“ (sofern sie dann doch irgendwann kommt - Jutta - eigene Dichtung).

- Der ganzheitliche Ansatz: das gesamte Energiesystem des Menschen wird unterstützt und angeregt.
- Erfahrungs-Lehren.
- Einfache Anwendbarkeit im Alltag: Beginn ist jederzeit möglich; es werden keine besonderen „Zutaten“, Räumlichkeiten etc. benötigt.
- Die Eigenverantwortung für die Gesundheit wird unterstützt.
- Die Selbsterkenntnis und das bewusste Gestalten des Lebens stehen im Vordergrund.

- Differenziertes Wahrnehmen wird geübt: wie schmeckt die Speise (nicht einfach „gut“)…, wo ist der Körper noch angespannt?
- Erhaltung der Gesundheit und Lebensfreude.
- Stärken der „Mitte“ in der Ernährung; Bewegung aus der Mitte heraus beim T'ai Chi Ch'uan..
- Yin- und Yang-Prinzip.
- Berücksichtigung der Individualität, z.B. Lebensalter, Lebenssituation, körperliche Besonderheiten etc.
- Energiegewinn.
- Emotionale und körperliche Ausgeglichenheit, die von äußeren Einflüssen immer unabhängiger wird.
- „Der Weg ist das Ziel“.
- Eine tiefere Qualität des Lebens spüren.
- Achtsamer Umgang mit sich, und anderen und dem Leben.
- TCC bewirkt eine Vertiefung der Atmung („Oberer Erwärmer“) und eine Anregung der Verdauungsorgane („Mittlerer Erwärmer“), so dass die Vorgeburtliche Energie der Nieren („Unterer Erwärmer“) geschützt wird.

4.19 - Quellenhinweise

1. **Barbara Temelie**, Ernährung nach den Fünf Elementen
2. **Barbara Temelie und Beatrice Trebuth**, Das Fünf Elemente Kochbuch
3. **Barbara Temelie und Beatrice Trebuth,** Kraftsuppen nach der Chinesischen Heilkunde
4. **Dr. med. Ilse-Maria und Jürgen Fahrnow**, Fünf Elemente Ernährung
5. **Manuela Heider de Jahnsen**, Das große Handbuch der Chinesischen Ernährungslehre
6. **Jürgen Woldt und Renate Suchy**, Bewegung mit den 5 Elementen
7. **Natur und Heilen**, verschiedene Zeitschriften.
8. **John F. Thie**, Gesund durch Berühren – Touch for Health
9. **Cheng Man-Ch'ing**, Dreizehn Kapital zu T'ai Chi Ch'uan
10. **Klemens J. P. Speer**, Schriften zum T'ai Chi Ch'uan

5 - T‘ai Chi Ch’uan und Osteopathie

von Kim Susann Lühmann

5.1 - Einleitung

Osteopathie und T’ai Chi Ch’uan sind meine beiden beruflichen Lebensthemen. Ich möchte untersuchen, welche Gemeinsamkeiten und Unterschiede es in beiden Bereichen gibt.

Seit 2006 übe ich T´ai Chi Ch´uan. Meine Beweglichkeit (die durch einen Verkehrsunfall stark beeinträchtigt war) hat sich dadurch enorm verbessert. Aber auch die Bereiche wie Gleichgewicht, innerer Ruhe, Koordination und Körpergefühl haben sich durch das Üben sehr positiv verändert. Seit 2011 unterrichte ich T´ai Chi Ch´uan Kurse, dadurch vertieft sich das Gelernte ungemein. Dieses Grundgefühl des T´ai Chi Ch´uan fließt in alles mit ein.

Als Physiotherapeutin hat mich der Körper schon immer fasziniert. In der Osteopathie geht es dann noch mehr in die Tiefe des Gewebes und ins Feingefühl. Seit 2007 arbeite ich in eigener Praxis und bin immer wieder begeistert von dem, was fühlbar und möglich ist!

5.2 - Was ist T‘ai Chi Ch‘uan?

T‘ai Chi Ch’uan ist eine Bewegungsform. Aus dem chinesischen übersetzt heißt T´ai Chi „das höchste Letzte“, in dem alle Gegensätze zusammenfließen. Ch´uan bedeutet „Faust“, es zeigt an, dass T´ai Chi Ch´uan aus der Kampfkunst hervorgegangen ist. Viele Elemente in den Formen sind noch als solche zu erkennen. Drei Ursprünge fließen im T’ai Chi Ch’uan zusammen:

bei der drei Aspekte aus dem Daoismus zusammenfließen:

- die daoistische Philosophie mit ihren Atem- und Meditationstechniken
- die traditionelle chinesische Medizin (TCM)
- die verschiedenen Schulen der geheimen Kampfkünste des T'ai Chi Ch'uan

Ziel ist es, die Lebenskraft zu stärken/ zu harmonisieren, die Gesundheit zu erhalten/ wiederherzustellen, die innere Konzentration zu schulen und damit die eigene Mitte wieder zu finden.

Der älteste Stil des T'ai Chi Ch'uan ist ca. 700 Jahre alt, er wurde in Familientraditionen weitergegeben. Anfang des 20. Jahrhunderts wandelte Meister Yang Chen Fu den ursprünglichen an der Kampfkunst orientieren Chen-Stil in den mehr an gesundheitlichen Aspekten orientierten Yang-Stil um. In den 30er Jahren vereinfachte und verkürzte sein Schüler Cheng Man Ch'ing die Form. In den 60er Jahren kam Cheng Man Ch'ing nach New York und unterrichtete erstmals Nichtchinesen! Diese Kurze Form im Yang-Stil ist im Westen am bekanntesten.

In der chinesischen Kultur wird Körper und Geist nicht als getrennt voneinander angesehen. In der TCM geht man davon aus, dass emotionale und geistige Zustände sich direkt auf den Körper auswirken. Im T'ai Chi Ch'uan gibt es Übungsprinzipien, die hier ein Gleichgewicht herstellen können. Man kann eine unterschiedliche Anzahl von Prinzipien in der Literatur finden. Die Grundprinzipien lassen sich reduzieren auf: Aufrichten, Sinken, Loslassen, Fließen und Zentrieren.

Robert Parry spricht beim T'ai Chi Ch'uan Üben von der „sichtbar gemachten Atmung". Das gefällt mir gut. Wenn man die komplexen Bewegungsabläufe gelernt hat, geht es darum, diese Bewegungen und den Atemrhythmus zusammenfallen zu lassen. Wenn das gelingt, kann man es äußerlich tatsächlich gut sehen. Dann passt auch das Bild der Chinesen gut: „wie in Luft schwimmen!"

5.3 - Was ist Osteopathie?

Die Osteopathie wurde vor über 140 Jahren vom amerikanischen Arzt Andrew Taylor Still (1828-1917) entwickelt und 1874 erstmals auf einem Ärztekongress vorgestellt. Sie stellte eine Alternative zur damaligen Medizin dar. Es ist eine Methode zur Wiederherstellung der Mobilität im Körper.

Sein Leitsatz: „Leben ist Bewegung, Bewegung ist Leben".

Es wird mit den Händen diagnostiziert und therapiert.

Die Prinzipien sind:

1. Der Körper ist eine Einheit
2. Aktivierung der Selbstheilungskräfte
3. Struktur und Funktion beeinflussen sich gegenseitig

In der *Parietalen Osteopathie* wird der Bewegungsapparat mit den Knochen, Sehnen, Bändern und Muskeln behandelt.

In der *Viszeralen Osteopathie* behandelt man die Organe und Organsysteme in ihrer Beweglichkeit (Mobilität) und Eigenbeweglichkeit (Motilität).

In der *Craniosacrale Osteopathie* wird das Nervensystem mit seinen Anteilen (Schädel, Kreuzbein, Hirn- und Rückenmarkshäute, Gehirn und Liquor produzierenden und Liquor (Hirnflüssigkeit) resorbierenden Strukturen) behandelt.

Der Begriff Osteopathie ist eigentlich irreführend und auch nicht umfassend genug für diese Behandlungsform, da Osteo lateinisch Knochen bedeutet und doch so viel mehr gemeint ist!

Beide Systeme (T‘ai Chi Ch’uan und Osteopathie) haben eine Philosophie. Es gibt keine andere westliche Therapieform in der Medizin, die eine Philosophie hat.

Diese ist als Grundlage der osteopathischen Arbeit sehr wichtig.

Still sprach von: „Mind, Matter and Motion". Heute würden wir von Körper, Geist und Seele sprechen. Die verschiedenen Körpersysteme haben eine optimale Funktion bei guter Kommunikation untereinander. Diese wird gewährleistet durch Nerven, Kreislauf, Liquor und das Immunsystem.

Das Myofasziale System nimmt eine besondere Stellung ein. Sein Bindegewebe verbindet alle Systeme miteinander und gibt Organen, Muskeln und Knochen Form und Halt.

Im T'ai Chi Ch'uan, im Zusammenhang mit der traditionellen chinesischen Medizin, und auch in der Osteopathie geht es nicht nur um die Körperstrukturen, sondern auch um Ernährung, Bewegung, Atmung, Verdauung und die geistig-seelische Verfassung.

Bei beiden ist die Ganzheitlichkeit und die Zusammenhänge zwischen Körper, Geist und Seele bedeutend.

Die Lebenspflege wird noch mehr im Qigong als im T'ai Chi als ein sehr wichtiger Punkt angesehen. Auch in der Osteopathie ist die Vermittlung des Lebenswandels und des Verhaltens sehr wichtig.

Ziel ist es, ein Gleichgewicht von Anspannung und Entspannung im Alltag zu finden.

5.4 - Das vegetative Nervensystem (oft auch autonomes Nervensystem genannt)

Im vegetativen Nervensystem gibt es zwei Anteile. Der Sympathikus ist für die Aktion verantwortlich, der Parasympathikus für die Pause, die Verdauung und die Selbstheilungskräfte.

In den osteopathischen Behandlungen ist es das Ziel, dem Körper dieses Umschalten wieder zu zeigen und ein Gleichgewicht herzustellen.

Und auch dem Patienten ein besseres Körpergefühl zu vermitteln, ein Bewusstsein für Haltung, Atmung, innere Ruhe und Stille und Gelassenheit.

Beim Üben des T'ai Chi Ch'uan stellt sich beim stillen, fließenden Üben auch das Umschalten des vegetativen Nervensystems auf den Parasympathikus ein.

Dies ist an einem entspannten Gefühl, Gefühl der Verbundenheit, Magen- und Darmgeräuschen und innerer Ruhe spürbar.

T'ai Chi Ch'uan und Osteopathie aktivieren die Selbstheilungskräfte. Durch eine osteopathische Behandlung wird die Grundlage geschaffen, dass die Selbstheilungskräfte arbeiten können. Rolin Becker sagt: „Ich behandle, um die Gesundheit wiederherzustellen. Ich versuche nicht, das Problem zu beheben."

Auch im T'ai Chi Ch'uan spricht man davon, keine Krankheiten zu heilen, sondern den Körper als Ganzes zu sehen und die Systeme auszugleichen.

Es gibt keine speziellen Übungen zu Symptomen. Menschen mit zu hohem oder zu niedrigem Blutdruck z.B. üben die gleichen Übungen, mit dem Ziel der Harmonisierung!

5.5 - Die Energie

Im T'ai Chi Ch'uan spricht man eher von energetischen Disharmonien, die durch die Übungen wieder ins Fließen gebracht werden.

Für das Wort Qi gibt es sehr viele Übersetzungen, u.a. Energie, Wind, Atem, Luft.

Es steht für die Lebensenergie und ist die Kraft, die uns gesundmacht und uns gesund erhält. Anfangs konzentriert man sich beim Üben auf die komplexen Bewegungsabläufe. Wenn diese verinnerlicht sind, wird ein energetisches Fließen beim Üben spürbar. Dies Gefühl kann immer mehr verfeinert werden!

Auch in der Osteopathie spricht man von einem gestörten Energiefluss, der Ursache ist für zahlreiche Beschwerden ist.

Es ist wichtig, Blockaden, auch energetische, nicht rein mechanisch zu betrachten. Wichtig ist es, die Ursache dahinter zu entdecken.

Die häufigsten **Energieblockaden** finden sich:

- im oberen Brustkorb
- Zwerchfell
- Dünndarm
- Beckenboden

Der Dünndarm ist das Zentrum für die Energieentstehung und macht 70% des Immunsystems aus!

Es gibt **Übereinstimmungen der wichtigen Körperzentren**.

Im T'ai Chi Ch'uan bewegen wir uns aus der Zentrierung heraus, die Aufmerksamkeit beim Üben ist beim unteren Dantien, so Klaus Mögling. Wir beziehen uns in den Übungen und Bewegungen mit den Händen oft auf das mittlere und das obere Dantien.

In der Osteopathie sieht man hier die wichtigen querverlaufenden Strukturen im Körper.

- oberes Dantien (3. Auge): Tentorium (trennt Groß- und Kleinhirn)
- Halschakra: Zungenbein, oberer Brustkorb, Schlüsselbeine
- mittleres Dantien: Zwerchfell
- unteres Dantien: Beckenboden

Diese querverlaufenden Strukturen (Diaphragmen) trennen Körperregionen mit verschiedenen Druckverhältnissen voneinander. Bei mangelnder Bewegung kommt es zu Blockaden.

Der Beckenboden hat Barriere- und Haltefunktion.

Bei einer erhöhten Spannung im Beckenboden empfindet man schwere Beine, die Beine ermüden rasch beim Stehen. Die Muskeln ziehen das Kreuzbein in eine ungünstige Position, das verursacht Schmerzen im Beckenbereich.

Bei normaler Spannung im Beckenbereich ist ein freies Öffnen und Schließen im Becken und den Hüften möglich.

Der obere Brustkorb wird auch als Energiebahnhof angesehen, dort verlaufen die großen lymphatischen Gefäße, die einen Teil des Abwehrsystems darstellen und für den Abtransport von Krankheitserregern und den Flüssigkeitstransport verantwortlich sind.

Das Zwerchfell bewegt sich ca. 20.000/Tag.

Im Tai Chi Ch'uan fallen Atem- und Bewegungsrhythmus nach einigem Üben zusammen. Beim Üben schaltet das vegetative Nervensystem auf Parasympathikus um und dadurch entsteht eine ruhige Bauchatmung.

5.6 - Die Faszien

Die Diaphragmen bestehen aus Faszien. (lat. fascia= Band, Verbund, verbinden) Diese bindegewebigen Strukturen schützen oder stützen Organe, Muskeln und Knochen, je nach Funktion.

Sie bestehen aus Wasser, Eiweißen und Hyaluronsäure und machen 18-23 kg des Körpergewichtes aus!

Die Erforschung der Faszien ist in den letzten Jahren sehr intensiv geworden.

Es wird sogar diskutiert, dass Meridiane keine Energie- sondern Faszienbahnen sind!

H. Langevin von der Universität Vermont fand heraus, dass sich die meisten traditionellen chinesischen Akupunkturpunkte entlang faszialer Linien befinden!

Faszien werden auch als Sinnesorgan eingestuft und verfügen über ein eigenes Gedächtnis.

Über den Weg der Faszien haben alle Körperstrukturen miteinander Kontakt.

Wenn man sich nicht bewegt, dann werden die Faszien unflexibler, steifer und reißanfälliger.

In den aktuellen Studien wird gezeigt, dass der Körper durch diese Faszien zusammengehalten wird – und nicht durch die Knochen und Gelenken, wie es so lange angenommen wurde!

Dazu passt der Ausspruch von Cheng Man-Ching:

„Die Bewegungen im Tai Chi Ch'uan sollten wir knochenlos erscheinen. Knochenlos heißt, dass wir gleichsam nur aus Sehnen bestehen. Sehnen können aufgrund ihrer Beschaffenheit losgelassen werden!"

Tai Chi Ch'uan begünstigt mit den weichen und fließenden Bewegungen die Gleit- und Haltefunktion der Faszien, da diese durch die langsamen und gleichmäßigen Bewegungen angesprochen werden.

Auch im Tai Chi Ch'uan wird gesagt, bewege ich einen Teil des Körpers, bewegt sich alles! Auch da wird diese Verbundenheit mit allen Strukturen im Körper gesehen.

Robert Schleip (Faszienforscher), sagt: „Sie müssen die Faszien nur einmal ordentlich stimulieren, dann wird in den nächsten 72 Stunden frisches, neues elastisches Kollagen produziert."

5.7 - In der Praxis

In der 6. Brokat Übung „Die Füße mit den Händen fassen" wird beim hinunterbeugen die hintere Körperfaszien mobilisiert und gedehnt und beim Aufrichten und der Streckung der Wirbelsäule die vordere Körperfaszie.

In den Sechs Meridiandehnübungen werden verschiedene Haltungen eingenommen, die z.B. die Wirbelsäule bis an die Bewegungsgrenze beugen oder drehen. In einer Form der Ausführung bleibt man dort und atmet ruhig ein und aus. Die inneren Organe werden dadurch massiert und der ganze Körper mobilisiert. Dann mobilisiert der Atem indirekt von innen.

Die Stille ist ein wichtiger Punkt im T'ai Chi Ch'uan Üben. Beim Lernen der Formen gibt es „Ansagen" vom Lehrer. Wenn es um das Vertiefen des Übens geht, dann wird immer mehr in Stille geübt.

Es geht um das Entspannen auf körperlicher (Empfindungen beruhigen), seelischer (Gefühle beruhigen) und geistiger (Gedanken schweigen) Ebene. Aber auch die Präsenz, das Spüren und die innere Heiterkeit beim Üben.

T'ai Chi Ch'uan wird auch oft mit Meditation in Bewegung übersetzt. Es ist möglich, im Üben eine tiefe Erfahrung von Verbundenheit zu haben. Das kann man nicht „machen". Wenn Bewegung, Entspannung, Atem und Stille ganz zusammenfallen, kann ein Raum geschaffen werden, in dem „es geschieht". Die Daoisten sprechen davon, dass das Dao („Der Weg", die letzte Wirklichkeit) erfahren werden kann.

Für eine tiefe Erfahrung von Verbundenheit im Üben ist eine Gruppe sehr hilfreich. Wenn der Lehrer und einige Schüler dabei sind, die diese Erfahrung schon gemacht haben, dann ist über die Spiegelneuronen solch eine Erfahrung leichter zu erleben.

In der Osteopathie ist die Stille auch von großer Bedeutung. Als Behandler einem Punkt der Stille in sich selbst zu fühlen und sich dann mit dem Punkt der Stille im Patienten zu verbinden. Dies ist die Grundvoraussetzung jeder Behandlung, so Rolin Becker. Er empfiehlt allen seinen Schülern die Meditation zu üben. In einigen Schriften wird auch von der „inneren Kraftquelle" gesprochen.

In der craniosacralen Osteopathie werden Stillpunkte beschrieben. Da gibt es diesen Punkt der Stille, wo es eine Pause zwischen Produktion und Resorption von Liquor gibt. In diesem Punkt gibt es einen Austausch zwischen jeder einzelnen Flüssigkeit und jeder einzelnen Zelle des Körpers. Dieser Stillpunkt kann durch den Osteopathen induziert werden, kommt in Behandlungen durch das Umschalten auf den Parasympathikus aber auch oft von selbst vor. Er dauert unterschiedlich lang an. Durch ein sehr tiefes Einatmen kann er auch unterbrochen werden. Dann geht es im normalen Rhythmus von Produktion und Resorption weiter. Der Körper hat auch immer wieder kleine Stillpunkte, von denen wir oft nichts bemerken.

Wenn Patienten ein gutes Körpergefühl haben und der Therapeut durch seine eigene Erfahrung den Raum dafür bereiten kann, dann beschreiben die Patienten diesen „Zustand“ wie folgt: „wie Schweben“, „ich liege zwischen den Welten“, „totale Ruhe und Stille“, „grandiose Entspannung“, „heilende Präsens“, „Weite“, „intensive Entspannung mit ganz viel Kraft“.

In alten Schriften bei Rolin Becker steht: “Es ist ein Gefühl, dem Schöpfer nahe zu sein“.

Diese tiefe innere Erfahrung kann sich durch wiederholende osteopathische Behandlungen, Meditation oder auch Tai Chi Ch’uan Üben vertiefen.

Beim Üben des T‘ai Chi Ch‘uan lernt der Körper durch die Langsamkeit der Abfolgen die Koordination zwischen Muskeln, Sehnen, Auge, Tastsinn und Gleichgewicht feiner abzustimmen. Die Haltung verbessert sich und der Körper stellt sich schneller als zuvor auf äußere Einflüsse ein. Außerdem wird man aufmerksamer für verschiedenste Eindrücke von innen und außen, so Prof. Ingo Frobose.

Die gesundheitlichen Wirkungen des T‘ai Chi Ch’uan auf:

- den Knochenbau
- die Muskeln, Sehnen, Bänder, Gelenke (Flexibilität)
- die inneren Organe (Massage, Funktionalität)
- das Herz-Kreislauf-System (Blutdruck, Pulsregulierung)
- die Psychosomatik (Körper-Geist-Seele-Einheit)
- das Energiesystem (Chakren, Leitbahnen, Energiepunkte)

- das Nervensystem (Sympathikus – Parasympathikus)
- das Gehirn (Denk- und Lernfähigkeit)

Wirkungen osteopathischer Übungen nach Dr. Fulford auf:

- das Bewegen in Muskelgruppen
- die Aktivierung aller wichtigen Körperachsen
- die Dehnung erfolgt indirekt über die Atmung
- die komplexen Bewegungsmuster erzeugen neurologische Bahnung
- die Kombination von langsamer Bewegung und gezielter Atmung aktivieren praktisch alle wesentlichen Körpersysteme dynamisch

Bei den Übungen liegt die Zungenspitze hinter den oberen Schneidezähnen am Gaumen an. Es handelt sich um Atemübungen und Haltungen der Wirbelsäule bis an die Bewegungsgrenze, kombiniert mit der Atmung.

Auch bei den Übungen des T'ai Chi Ch'uan liegt bei entspanntem Mund die Zungenspitze hinter den oberen Schneidezähnen. Dadurch werden die Sonder-Meridiane auf der Körpervorder- und -rückseite (das Lenker- und Dienergefäß) mit einander verbunden und ein Kreislauf kann entstehen. Wie er im „Kleinen Energiekreislauf" geübt wird.

Da schließt sich wieder der Kreis.

Neben den Unterschieden gibt es viele Gemeinsamkeiten im T'ai Chi Ch'uan und der Osteopathie. Sie unterstützen sich gegenseitig.

In der Praxis zeige ich Patienten nur selten physiotherapeutischen Übungen, die Bewegungen der Brokate oder der Meridiandehnübungen sind ganzheitlicher und oft viel besser geeignet.

Und im T'ai Chi Ch'uan Unterricht hilft mir der Praxishintergrund oft, „gesundheitliche Probleme" der Teilnehmer schneller zu erkennen und „Alternativen" zu finden.

Im T'ai Chi Ch'uan und in der Osteopathie werde ich nie „fertig" sein. Es geht immer um ein Vertiefen der Praxis, es bleibt immer neu!

5.8 - Quellenhinweise

1. **Christian Hartmann (Hrsg)**, Rolin Becker, Leben in Bewegung, Jolandos Verlag, 2007
2. **Christian Hartmann (Hrsg)**, Rolin Becker, Stille des Lebens, Jolandos Verlag 2007
3. **Klemens J. P. Speer**, Taijiquan und Qigong, Von der Welle getragen, Lotus Press, 2014
4. **Prof. Ingo Frobose**, Zeitlupensport“, Stern, gesund leben
5. **Robert Schleip**, Faszien Training, Natur und Heilen, 6-2016
6. **Reinhard Unverricht**, Mehr als sanfter Händedruck, Schrot und Korn
7. **Carola Feddersen**, Das Netzwerk des Lebens
8. **Christian Hartmann (Hrsg),** Andrew Taylor Still, Still Kompendium, Jolandos Verlag, 2005
9. **R. Liebscher–Bracht**, Faszien- immer gut in Form, Bunte, Gesundheit, 2017
10. **Johannes Mager**, Dr. Fulford, Osteopathische Medizin, 1-2002
11. **Christoph Newiger**, Osteopathie – sanftes Heilen mit den Händen, Trias Verlag, 2005
12. **Klaus Mögling**, Tai Chi Chuan für Einsteiger, Goldmann Verlag, 2000
13. **Dieter Beh, Dr. med. J. Weingart**, Qi Gong und Osteopathie, BLV Buchverlag, 2009
14. **Thomas Methfessel**, Tai Chi für Anfänger, Oesch Verlag, 2008
15. **Thomas Seebeck**, Osteopathische Selbstbehandlung, Lotus Press, 2014
16. **Robert Parry**, Tai Chi für Gesundheit und Vitalität, Südwest Verlag, 2006
17. **Tricia Yu**, Tai Chi Entspannung und Fitness für Körper und Geist, Dorling Kindersley, 2003

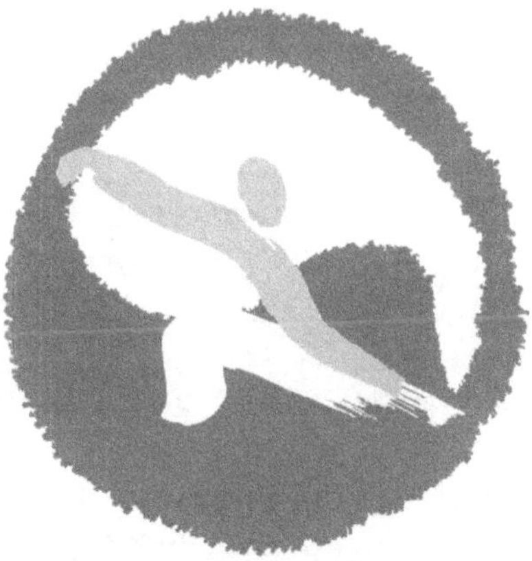

6 - T'ai Chi und andere Entspannungsmethoden

Gemeinsamkeiten und Unterschiede zwischen T'ai Chi Ch'uan und anderen Entspannungsmethoden

Margarete Kaufung

***„Nur wer innehält,
merkt wann er ankommt"***

***„Nur wer ankommt,
kann auch weitergehen"***

6.1 - Einleitende Überlegungen zur Entspannung

Spannung und Entspannung sind in unserer schnelllebigen, reizüberfluteten Zeit aus dem Gleichgewicht geraten und es wird zunehmend schwerer, Entspannung zu finden.

Wir sind groß im Anspannen, uns zusammenzureißen, wenn es schwer wird oder uns noch etwas mehr anzustrengen - dann schaffen wir das schon. Wir können unsere letzten Reserven mobilisieren, um ein bestimmtes Ziel zu „erkämpfen". Diese ständigen Spannungen liegen schwer im Magen und auf der Stirn, sie bauen sich auf und machen uns krank. Immer nach dem Motto „Augen zu und durch".

Vielleicht versuchen wir es einmal mit „Weniger ist mehr" und lassen einfach los. So können wir Abstand gewinnen, Kraft behalten, uns sammeln und zur Ruhe kommen.

Unser Leben sollte im harmonischen Wechselspiel zwischen Spannung und Entspannung, zwischen Aufbau und Abbau unserer Kräfte verlaufen – wie Tag und Nacht, Winter und Sommer, Aktivität und Passivität. Beide Faktoren sind notwendig, um immer wieder Leistungen abrufen zu können, muss ein Gleichgewicht mit der Entspannung bestehen. All unser Tun sollte sich möglichst frei zwischen diesen beiden Polen bewegen, denn leben wir im Gleichgewicht zwischen Anspannung und Entspannung, fühlen wir uns gut.

- Muskeln beim Gehen – anspannen und entspannen
- Herztätigkeit – zusammenziehen Systole – weiten Diastole
- Atmung – Einatmen anspannen – Ausatmen entspannen

Das Loslassen ist ein gesamtseelischer Zustand, der sich im Denken und Fühlen zeigt und sich unmittelbar im Körper ausdrückt – sich selber fühlen in einem Zustand angenehmer Schwere und Wärme oder in einer wohligen Gelöstheit in Leichtigkeit und Ruhe. Wer sich entspannen kann, ist gelassener, offen für das Geschehen in seiner Umgebung und vermag, seine Kräfte besser einzuteilen. „Die Fähigkeit loslassen zu können, ist ein Schatz, den wir hüten sollten. Denn ein entspannter Geist wird freier auf die Suche gehen und beweglicher sein können als ein angespannter Geist. Er wird leichter Lösungswege finden, lebendiger sprühen und die Freude an kreativen Wegen für sich und seine Umwelt nutzen können."

Entspannung ist eine Fähigkeit, die erlernbar ist und es uns leichter macht, zu uns zu kommen und die Dinge, die uns im Leben wirklich wichtig sind, aus uns heraus anzugehen. Sie erlaubt uns auch bei den Dingen, die getan werden müssen, den nötigen Kraftaufwand zu unterbinden und die Verbissenheit abzuschütteln, sodass wir diese Alltäglichkeiten unseres Lebens lockerer und mit mehr Zuversicht tun können.

So ist Entspannung heute ein sehr wichtiges Thema und viele Leute suchen in dem vielfältigen Angebot der vielen Techniken ihre individuelle Entspannungs-Methode zu finden, um im Alltag mit Stress, Ängsten und Lebenskrisen leichter umgehen zu können.

Ein gewisses Bewusstsein dafür, dass wir mit Hilfe von Entspannungs-Methoden unser inneres Gleichgewicht sowie unsere körperliche und psychische Gesundheit besser erhalten können, hat sich bereits herausgebildet. Und der größte Vorteil solcher Übungen ist es, dass wir nach einer gewissen Anlernzeit in der Lage sind, diese auch alleine durchzuführen.

Was geschieht bei der Entspannung in unserem Körper?

Physiologische Veränderungen:

- der Spannungszustand der Skelettmuskulatur wird deutlich gesenkt
- eine Erweiterung der Blutgefäße in den Extremitäten, möglicherweise eine verstärkte Durchblutung (als Wärmegefühl oder Kribbeln in Händen und Füßen spürbar)
- ein gleichmäßigeres Atmen und Verringerung der Atmungshäufigkeit (längere Pausen zwischen der Ein- und Ausatmungsphase und geringerer Sauerstoffverbrauch durch Senkung des Gasaustausches)
- ein Sinken der Herzfrequenz (der Körper benötigt weniger Energie)

Psychische Veränderungen:

- ein Gefühl der körperlichen und geistig-seelischen Gelöstheit (als Erlebnis von Ruhe + Gelassenheit, Gleichmaß + innerer Friede)
- Außenreize verlieren an Bedeutung (Außengeräusche werden z.B. überhört, Zeitgefühl und Körperschema verändern sich)
- ein Gewahr werden innerer Kraft und Stärke stellt sich ein
- nach der Entspannung ein Gefühl der Erholung und geistiger Frische

6.2 - Die verschiedenen Entspannungstechniken

Folgende Methoden zur Entspannung möchte ich vorstellen und anschließend versuchen, die Gemeinsamkeiten und die Unterschiede herauszuarbeiten:

- Progressive Muskelentspannung nach Jakobsen
- Autogenes Training
- Yoga
- T'ai Chi Ch'uan

6.3 - Progressive Muskelentspannung nach Jakobsen

Die Progressive Muskelentspannung ist eine aktive Entspannungsmethode die z. B. Spannungen, Unsicherheiten, Nervosität und auch Ängste abbauen kann. Sie wurde in den dreißiger Jahren des vorherigen Jahrhunderts von Edmund Jakobsen entwickelt. Er entdeckte, dass durch die systematische An- und Entspannung verschiedener Muskelgruppen und durch den Lernvorgang, sich auf die daraus resultierenden Gefühle der Spannung und Entspannung zu konzentrieren und sie zu unterscheiden, fast alle Muskelverspannungen beseitigt werden können.

Nacheinander werden die Muskeln unseres Körpers zunächst angespannt und danach wieder gelöst. Je häufiger und intensiver diese Form der Entspannung durchgeführt wird, desto tiefer sinkt das Spannungsniveau des angesprochenen Muskels unter das normale Spannungsniveau.

Im Laufe der Zeit lernt man mit Hilfe dieser Methode sich willentlich zu entspannen, verkrampfte Muskeln im Körper zu finden und wahrzunehmen, sowie diese Verkrampfungen mit der Muskelentspannung zu lösen und in einen angenehmen körperlichen und seelischen Zustand zu gelangen. Die Muskelentspannung ist eine Möglichkeit, körperliche und seelische Anspannungen sowie die Nervosität zu verringern und die Situationen des Alltags besser zu bewältigen.

Sehr einfache körperliche Übungen, die von jedermann durchgeführt werden können und keine besonderen Vorkenntnisse erfordern, bringen uns schrittweise dazu, Ängste, Nervosität usw. abzubauen.

Einzelne Muskeln werden zunächst angespannt, willentlich „fest“ gemacht und dann wieder gelöst, also entspannt.

Ein Beispiel:

- Eine Hand zur Faust ballen (auf die Spannungsgefühle achten).
- Die Hand mit einem Impuls wieder lockern und entspannt halten (dem Abklingen der Verspannungen nachspüren).
- Ein deutlich wahrnehmbares Gefühl der Entspannung stellt sich ein.

Die Reihenfolge der Entspannung:

- Hände und Arme
- Gesicht, Nacken, Schultern und oberer Rücken
- Brust, Bauch, Gesäß, Beine, Füße, der ganze Körper

6.4 - Autogenes Training

„Ist ein auf Autosuggestion basierendes Entspannungsverfahren. Die Methode ist stufenweise erlernbar, um bestimmte Körperfunktionen und störende innere Spannungen zu lösen.

Zunächst als „Konzentrative Selbstentspannung“ bezeichnet: „Ein vom Selbst (autos) sich entwickelndes (gen = werden) und ein Selbst gestaltendes Üben (Training) = Autogenes Training.

Diese Entspannungsmethode ist aus den Erfahrungen mit Hypnose und fernöstlichen Versenkungsmethoden, wie der Meditation entstanden. Die Patienten beschrieben, wie ruhig und entspannt sie sich fühlten und wie angenehm warm und schwer ihre Glieder und gar ihr ganzer Körper waren.

Sie waren nach der Hypnose körperlich und seelisch entspannt und gut erholt. Diese Erkenntnisse erweiterte Prof. Dr. med. Johann Heinrich Schultz zu einem standardisierten Verfahren, das jederzeit und überall anwendbar ist. Die angenehmen Schwere-, Wärme- und Ruhewahrnehmungen, in der Hypnose durch Fremd-Suggestion ausgelöst, wurden nun zum Ziel der Auto-Suggestion.

Eine Hilfe zur Selbstentspannung = eine Möglichkeit sich selbst durch Konzentration in einen entspannten Zustand zu versetzen. Die Konzentration auf sich selbst, das Loslassen und Geschehen lassen muss erst erlernt werden, dabei fällt die körperliche Entspannung oftmals recht leicht, während das geistig-seelische Loslassen sich als sehr viel schwieriger darstellt.

Die Grundstufe des Autogenen Trainings beinhaltet die drei Elemente:

1. Einnehmen der Übungshaltung (Liegehaltung, „Flegelhaltung", Droschkenkutscherhaltung)
2. Denken der Formeln (Ruheformel)
3. Korrekte Zurücknahme

Nach diesem Schema können die einzelnen Übungen durchgeführt werden.

Autosuggestive Entspannungsübungen

Grundübungen

- Ruhetönung – „Ich bin ganz ruhig, Geräusche sind völlig gleichgültig, Gedanken kommen und gehen"
- Schwereübung – „Mein rechter (linker) Arm ist schwer, mein rechtes (linkes) Bein ist schwer, meine rechte (linke) Seite ist schwer" usw.
- Wärmeübung - „Mein rechter (linker) Arm ist warm, mein rechtes (linkes) Bein ist warm, meine rechte (linke) Seite ist warm" usw.
- Ruhe – Schwere – Wärme

Organübungen – Hinlenkung auf Atmung, Herz, Sonnengeflecht und Kopf

- Atemübung – „Es atmet mich“
- Herzübung – „Mein Herz schlägt ruhig und gleichmäßig“ mit Abwandlungen bei bestimmten Beschwerden
  - Niedriger Blutdruck – „Mein Herz schlägt ruhig und kräftig“
  - Psychisch bedingte Herzbeschwerden – „Mein Herz arbeitet ganz ruhig und gleichmäßig“
  - Sensible Menschen mit nervösem Herz – „Mein Puls schlägt ruhig und gleichmäßig“
- Sonnengeflechtsübung – „Mein Sonnengeflecht (Bauch/Magen) ist strömend warm“
- Kopfübung – „Mein Kopf ist frei und klar“, „Meine Stirn ist angenehm kühl"

Rücknahmeformeln

- „Arme fest“! – Arme strecken, Fäuste ballen, Arme beugen
- „Tief atmen“! – mehrmals kräftig tief ein- und ausatmen in Verbindung mit der Armbewegung
- „Augen auf“! – bewusst wieder der Außenwelt zuwenden

Die Möglichkeiten des Autogenen Trainings

- Ruhe und Erholung
- Resonanzdämpfung der Affekte – Wut, Stress usw.
- Beeinflussung unwillkürlicher Körperfunktionen – Zittern, Unruhe, erhöhter Puls, Durchfall bei starker Erregung usw.
- Körperliche Leistungssteigerung – flüssigerer und harmonischerer Bewegungsablauf bis zu sportlichen Höchstleistungen usw.
- Geistige Leistungssteigerung – verbesserte Lernfähigkeit durch passive Konzentration (große Aufmerksamkeit der Aufgabe + kleine Aufmerksamkeit den Störfaktoren wie z.B. Stress, Lärm, Ermüdung usw.)

- Herabsetzung der Schmerzempfindung – die innere Einstellung zum Schmerz wird nachhaltig verändert
- Verbesserung der Schlaffähigkeit – den Schlaf aktiv herbeiführen

6.5 - Yoga

„In Indien entwickelte Praxis geistiger Konzentration, die durch völlige Herrschaft über den Körper den Geist befreien will." (Yoga Philosopie)

Seit Jahrtausenden wird Yoga als geistiger Übungsweg in Indien praktiziert. Das körperorientierte Hatha- oder Energie-Yoga hat sich in den letzten 100 Jahren in den westlich orientierten Ländern mehr und mehr ausgebreitet. Energie-Yoga, weil ein Hauptanliegen darin besteht, den rechten Umgang mit der uns zur Verfügung stehenden Energie (Prana = Lebensenergie) zu erlernen, bewusst und achtsam damit umzugehen, sie weder zu horten noch zu verschwenden.

Nur sehr bedingt aus Theorie entstanden, sondern vielmehr aus dem Erfahren, Erleben und Experimentieren heraus, hat sich dieser Übungsweg immer wieder erneuert, erweitert und verfeinert.

Durch die sanften Körperübungen und tiefen Dehnungen erhalten wir ein besseres Körperbewusstsein und übernehmen mehr Verantwortung

- für den Körper
- sein Wohlergehen, indem wir lernen, was ihm guttut und was ihn schädigt - in jedem Bereich des Körpers anzukommen, ihn besser wahrzunehmen, zu verstehen und angemessener zu behandeln
- neue Bewegungs- und Haltungsmuster werden erfahren
- Ankommen im Stand: „Nur wer sicher steht kann mit Leichtigkeit durchs Leben gehen."
- Ankommen in der Körperachse: „Aufrecht stehen fest verwurzelt dehnbar und beweglich nach oben streben."
- Der Atem wird weiter durch Raum schaffende Übungen.

Ankommen im Atem:

> *„Der Atem ist das Verbindende zwischen bewussten und unbewussten,*
> *grobmateriellen und feinmateriellen,*
> *willentlichen und automatischen*
> *Funktionen und daher*
> *der vollkommenste Ausdruck der Natur allen Lebens."*

- für den Geist
- kontrollierter Atem trägt zur Beherrschung des Geistes bei
- Ankommen im Geist: „Wer den Atem zu meistern vermag, vermag auch seinen Geist zu meistern."
- was wir denken und fühlen
- durch achtsames Handeln, Denken und Fühlen kommen wir wieder bei uns an
- Ankommen im Sitz: „Sitzend lassen wir uns nicht nur auf einem Stuhl nieder, sondern - bewusst geübt- immer auch im Hier und Jetzt."

Es soll eine Harmonisierung des gesamten Körpersystems durch Atemtechniken, sanfte Körperübungen, Meditation und die Kontrolle des Geistes entstehen.

Ankommen in der Basis des Körpers:

> *„Ein fester Grund ist vonnöten,*
> *wie sollen meine Kinder sich orientieren können,*
> *wenn alles bewegt ist.*
> *Sie brauchen etwas, das ruhend und immer da ist,*
> *auf das sie sich beziehen können."*

Auch hier ist ein möglichst tägliches Üben von Nöten, damit man die oben genannten Wirkungsweisen auch tatsächlich erfahren und erleben kann.

T'ai Chi Ch'uan

T'ai Chi – „das höchste Prinzip", „das letzte Gesetz" oder „das erhabene Letzte"

Ch'uan – (bezieht sich auf die Faust) „mit leerer Hand kämpfen".

T'ai Chi Ch'uan ursprünglich aus den alten Heil- und Atemübungen der traditionellen chinesischen Medizin hervorgegangen, ist mit fernöstlicher Kampfkunst eine Verbindung eingegangen und hat sich im Laufe der Jahrhunderte zu einer philosophisch begründeten Bewegungstradition entwickelt. Bereits zur Zeit des „Gelben Kaisers" (ca. 2.500 Jahre v. Chr.) gab es Vorläufersysteme. Dem taoistischen Mönch Chang San-Feng (12. Jahrhundert) wird die Entwicklung des so genannten „inneren Stils" zugeschrieben, bei dem es vermieden wird unnötig Energie zu vergeuden, wie bei der auf Muskelkraft beruhenden – „äußeren Kampfkunst".

Als geheime innere Kampfkunst wurde T'ai Chi Ch'uan bis ins letzte Jahrhundert nur innerhalb der Familien und in den taoistischen Klöstern weitergegeben.

Von der Mitte des 19. bis zum Anfang des 20. Jahrhunderts begannen Yang Lu Chan und später seine Nachfahren die Bewegungsabläufe des Chen-Stils zu verändern, um die darin enthaltenen Möglichkeiten, die der Erhaltung der Gesundheit und der Schulung des Körpers und des Geistes dienen, wirksamer hervortreten lassen zu können. Diese abgewandelten Bewegungsabfolgen haben sich als Yang-Stil manifestiert.

Ebenfalls in dieser Zeit verbreitete sich T'ai Chi Ch'uan über ganz China. Dazu hat besonders die „kurz gefasste T'ai-Chi-Form" mit 24 Bewegungsbildern beigetragen, die 1955 vom nationalen Sportkomitee der Volksrepublik China im Auftrag der Regierung in Peking („Peking-Form") erstellt wurde.

Erst in den sechziger und siebziger Jahren hat sich diese Form des T'ai Chi Ch'uan über Amerika auch in der westlichen Welt ausgebreitet.

In einer ruhigen entspannten Art werden die traditionell festgelegten „Formen" nach den Prinzipien des T'ai Chi Ch'uan mit langsamen, weich fließenden runden Bewegungen ausgeführt. Durch die Harmonie der einzelnen Bewegungsabläufe, durch das sich immer wieder wandelnde Zusammenspiel von Aktion und Ruhe wirkt es auf den Übenden entspannend, beruhigend und zugleich erfrischend. Es reguliert die Einflussnahme auf das Qi (die Lebenskraft) und fördert die Gesundheit, die geistige Klarheit und Konzentrationsfähigkeit. Gleichzeitig unterstützt T'ai Chi Ch'uan das körperliche und psychische Gleichgewicht des Übenden.

Zur Krankheitsvorbeugung und -behandlung wie auch zur geistigen Schulung und Meditation wird T'ai Chi Ch'uan eingesetzt.

6.6 - Gemeinsamkeiten

- All diese Entspannungsmethoden sind nur hilfreich, wenn man nach Möglichkeit täglich übt – einmal um eine gewisse Sicherheit zu erlangen, aber auch um die positiven Veränderungen in Körper und Geist wirklich zu spüren und zu erleben.
- Nach einer gewissen Anlernzeit ist man in der Lage die Entspannungstechniken allein durchzuführen.
- Meistens fällt eine körperliche Entspannung verhältnismäßig leicht, doch das geistig-seelische Loslassen braucht dagegen sehr viel mehr Übung.
- Ein Beginn und ein kontinuierliches Üben dieser Techniken sind sowohl für Kinder als auch bis ins hohe Alter fast jedem möglich.
- Sie verbessern den Gesundheitszustand von Körper und Geist und haben einen hohen präventiven Gesundheitswert.
- Die erlernten Entspannungstechniken sowie Haltungs- und Bewegungsprinzipien lassen sich im Alltag gut ein- und umsetzen.
- Es handelt sich sowohl beim T'ai Chi Ch'uan als auch beim Yoga um ganzheitliche Übungswege.
- Yoga und T'ai Chi Ch'uan sind mögliche Sichtweisen auf die Welt, unabhängig von bestimmten Religionen und Glaubensrichtungen.

6.7 - Unterschiede

- Autogenes Training und Progressive Muskelentspannung nach Jakobsen übt man aus, um zu einer Entspannung zu gelangen, wobei beim Autogenen Training von dem Ist-Zustand des Körpers und der Muskulatur ausgegangen wird. Bei der Progressiven Muskelentspannung wird dagegen erst kräftig angespannt – festgemacht – bevor man zur Entspannung kommt.
- Beim Yoga haben wir wie bei der Muskelentspannung nach Jakobsen Phasen der Anspannung und der Entspannung, wobei beim Yoga nicht nur einzelne Muskeln angespannt oder entspannt werden, sondern üblicherweise hintereinander viele Übungen und Haltungen durchgeführt werden und erst danach folgt die Entspannung. Es ist jedoch auch möglich, nach fast jeder Übung innezuhalten, um nachzuspüren.
- T'ai Chi Ch'uan sollte man bereits im Zustand der Ruhe und Entspannung beginnen und ausüben.
- Autogenes Training und Progressive Muskelentspannung sind in der westlichen Welt entstanden.
- Im Vergleich zu Yoga und T'ai Chi Ch'uan sind die beiden erstgenannten noch recht junge Entspannungstechniken.
- Nur beim T'ai Chi Ch'uan haben wir Partnerübungen und längere Bewegungsfolgen, die sogenannten Formen. Es gibt aber auch kurze Bewegungssequenzen, verstanden als Meditation in Bewegung.

6.8 - Abschlussgedanken

Der Reigen der Entspannungsübungen stellt sich überraschend vielseitig dar, sodass sicher jeder Mensch die für ihn persönlich beste Möglichkeit finden kann.

Es ist zu wünschen, dass dies möglichst vielen Menschen gelingt, denn ein Leben in der heutigen Zeit, das durch Stress, Reizüberflutung, Lärm usw. geprägt wird, braucht einen Gegenpol, mit dessen Hilfe man sich regenerieren kann und wieder zu sich selbst findet.

Eine kleine Auszeit für die vielfältigen Aufgaben und Anforderungen unseres Lebens, damit wir es lange, gesund und mit uns selbst im Einklang genießen können.

Ich habe mich für T'ai Chi Ch'uan entschieden und fühle mich sehr wohl mit den langsamen geschmeidig fließenden Bewegungsabfolgen im Rhythmus des Atems.

Der Himmel ist ewig und die Erde dauernd.
Sie sind dauernd und ewig,
weil sie sich nicht selber leben.
Deshalb können sie ewig leben.

Also auch der Berufene:
Er setzt sein Selbst hintan,
und sein Selbst kommt voran.
Er entäußert sich seines Selbst,
und sein Selbst bleibt erhalten.
Ist es nicht also:
Weil er nichts Eigenes will,
darum wird sein Eigenes vollendet.

6.9 - Quellenhinweise

- **Wolfgang Wendlandt**, Entspannung im Alltag, Ein Trainingsbuch
- **Edward C. Chang**, Chinesische Heil- und Entspannungsübungen T'aiji und Qigong, nach dem offiziellen Handbuch der Volksrepublik China
- **Else Müller**, Inseln der Ruhe, Ein neuer Weg zum Autogenen Training für Kinder und Erwachsene
- **Anna Trökes**, Yoga Ankommen in Körper, Geist und Atem
- **Klaus Moegling**, Die chinesische Bewegungsmeditation T'ai Chi Ch'uan, Ein Lehrbuch für Anfänger und Fortgeschrittene
- **Foen Tjoeng Lie**, Körper, Geist und Seele
- **Christel Proksch**, T'ai-Ji-Quan Yang-Stil
- **Berichte des NTB für Übungsleiter-Aus- und -Fortbildung**

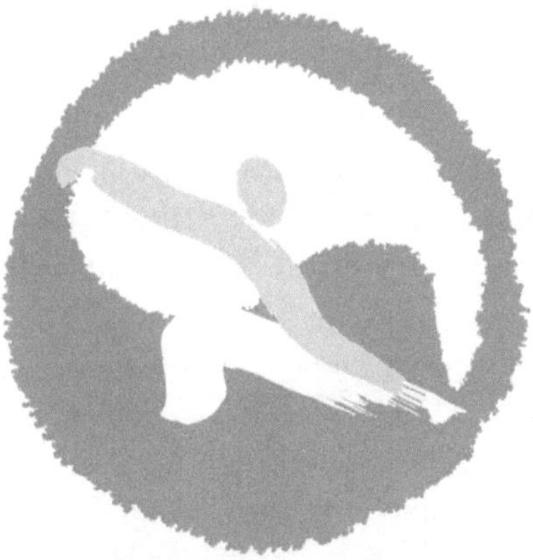

7 - T'ai Chi Ch'uan - Unterschiede und Gemeinsamkeiten zum Sport

Annette Schone

7.1 - Einleitung: Meine persönliche Motivation

Erst nach und nach wurde mir mit der Beschäftigung des Themas klar, worauf ich mich eingelassen hatte.

Als ich dann begann, meine Gedanken in Sätze und Zusammenhänge zu formulieren, entstand ein großes Fragezeichen in mir:

So denn, hingesetzt und erst mal einige spontane Eingebungen zu Papier gebracht. Ging das überhaupt? T'ai Chi Ch'uan mit Sport vergleichen? Je länger meine Gedanken um diese Thema kreisten, desto unmöglicher erschien mir dieses Ansinnen.

Ob wohl schon mal jemand zu diesem Vergleich etwas geschrieben hatte? Diese Frage brachte mich darauf, bei verschiedenen Universitäten via Internet anzufragen. Jedoch selbst unsere renommierte Sportuniversität Köln konnte nur mit 0 Suchergebnissen aufwarten.

So basiert denn das folgende Referat fast ausschließlich aus meinen persönlichen Beobachtungen, Gedanken und Erfahrungen.

Kurz zu mir: Schon von Kindesbeinen an wollte ich tanzen und mich bewegen und so begann ich im Alter von 6 Jahren mit dem Kunstturnen als Leistungsport. Die Freude an der Bewegung und das Streben nach immer höheren Zielen ließen mich dann auch den Beruf der Gymnastiklehrerin ergreifen. Meine 20 jährige Erfahrung im Bereich Fitness, Aerobic, Tanz und Cheerleading helfen mir sicherlich bei meinen Ausführungen zu diesem Thema.

„Zufälle gibt es ja bekanntlich nicht", und so begegnete mir T'ai Chi Ch'uan in einer kleinen Zeitungsanzeige irgendwann im Jahr 1999. Meine Vorliebe für alles, was aus dem fernen Osten kommt und die Aussicht Meditation in Bewegung integrieren zu können, führten zu der schnellen Entscheidung:

„das will ich lernen!“

Seitdem hatte ich täglich die Möglichkeit, die Erfahrungen, Prinzipien und Lehren des T'ai Chi Ch'uan mit dem Sport zu vergleichen, oder sie einfließen zu lassen.

Besonders die Bewegungsprinzipien ließen sich hervorragend in vielen Bewegungen anwenden und die vorbereitenden Übungen in Rückenkursen, Entspannungsstunden und in vielen Einzelanwendungen weitergeben.

Das Spannendste war für mich allerdings immer meine Beobachtung: Was macht T'ai Chi Ch'uan und das, was ich davon wusste, mit mir persönlich, wie verändert sich mein bisheriges Verständnis von Sport, wie verändern sich meine Bewegungen, wo kann ich T'ai Chi Ch'uan anwenden oder ist es immer da?

7.2 - Was ist T'ai Chi Ch'uan?

Da ich diesen Vortrag vor fachkundigem Publikum halte, habe ich eine Kurzfassung zu diesem Unterpunkt geschrieben. (Literaturangaben hierzu können dann im Anhang nachgelesen werden.)

T'ai Chi Ch'uan ist eine ca. 700 Jahre alte Kampfkunst und Bewegungsform aus China. Sie entspannt Körper und Geist, vertieft die Atmung, schärft die Konzentration und steigert die Wahrnehmungsfähigkeit sowie die Reaktionsfähigkeit.

Anregungen lieferte den Chinesen der spielerische Kampf der Tiere. Der Legende nach beobachtete der Begründer des T'ai Chi Ch'uan, Zhang San-Feng (ca. 13. Jahrhundert), den Kampf zwischen einer Schlange und einem Kranich. In diesem Kampf erwies sich die Geschmeidigkeit der Schlange den harten Attacken des Kranichs überlegen. Im Unterschied zu den bekannten „harten“ Kampftechniken der äußeren Schule, basiert T'ai Chi Ch'uan auf Weichheit, Geschmeidigkeit und dem Einsatz der Qi-Energie.

Durch regelmäßiges Üben erreichen wir die Geschmeidigkeit eines Kindes, die Gesundheit eines Holzfällers und die Gelassenheit eines Weisen.

Die eigentliche Definition von T'ai Chi ist philosophisch (Taoismus) orientiert und basiert auf dem Grundprinzip von Yin und Yang. T'ai Chi Ch'uan wird übersetzt mit:

Das erhabene Letzte, das höchste Prinzip.

7.3 - Was ist Sport?

Selbst größere Organisationen wie das IOC oder Sporthochschulen, scheiterten bei dem Versuch den Sport als solchen zu definieren. Meine Erklärung zu diesem Unterpunkt lieferte der Text aus dem Brockhaus von 1973.

„Sport": Sammelbezeichnung für die an spielerischer Selbstentfaltung (Spiel) und am Leistungsstreben orientierten Formen menschlicher Betätigung, die der körperlichen und geistigen Beweglichkeit dienen, besonders auf dem Gebiet der Leibesübungen.

Diese Tätigkeiten, die in den meisten Fällen um ihrer Selbst willen und aus Freude an der Überwindung von Schwierigkeiten ausgeübt werden, sind gewöhnlich regelgebunden und werden in freiwilligem Wettkampf und in eigens dafür bestimmten Organisationsformen gepflegt. Die spielerische Bewegung zur Selbststeigerung ohne Wettkampfstreben entfaltet sich zumeist individuell und unorganisiert.

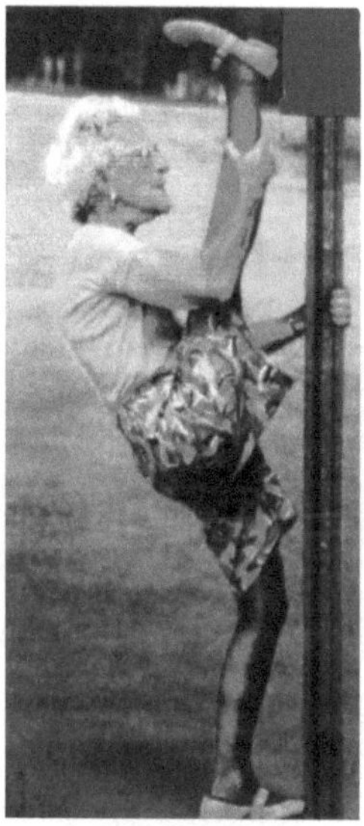

Abb. 1: Dehnen im Park1

7.4 - Ist T'ai Chi auch Sport?

So wie Yin in Yang wurzelt und umgekehrt, kann ich mit Gewissheit behaupten, dass zumindest im anfänglichen Erlernen der Bewegungsfolgen kein klarer Unterschied zwischen T'ai Chi Ch'uan und Sport zu finden ist.

Der Einstieg ins T'ai Chi Ch'uan ist vorrangig vom Erlernen der Bewegungsfolgen geprägt - ähnlich wie im Tanz. Durch die ungewohnte, in die Knie gesunkene, aufrechte Körperhaltung, stellt sich sogar hin und wieder Muskelkater ein. Auch im Sport, egal auf welche Sportart ich mich einlassen möchte, bin ich angehalten, mich mit den Grundtechniken auseinanderzusetzen und sie zu üben.

In China wird T'ai Chi Ch'uan als „Volkssport" bezeichnet. Durch die starke Förderung seitens der Volksrepublik China (1949) breitete sich die Pekingform als einfache Standartform schnell aus. Letztendlich hat jede Form der Bewegung eine sportliche Komponente.

Die großen Unterschiede zwischen T'ai Chi Ch'uan und Sport ergeben sich erst im fortgeschrittenen Üben.

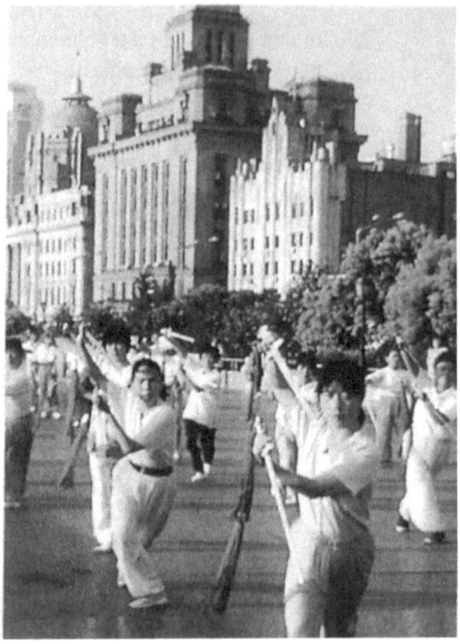

Abb. 2: T'ai Chi vor einer Hochhauskulisse

7.5 - Ziele des T'ai Chi Ch'uan

Meditation, Gesundheit und Selbstverteidigung sind die drei Hauptaspekte die T'ai Chi Ch'uan zugrunde liegen.

Meditation bringt inneres Gleichgewicht, Besinnung auf sich selbst – Die Konzentration auf die Bewegung beruhigt schnelle und viele Gedanken - inneres Wachsen von Intuition.

Durch Gesundheit erlange ich Lebensfreude, Flexibilität, langes Leben und Spontanität bis ins hohe Alter. Die langsame, ohne Kraft angewendete Bewegungsweise des T'ai Chi Ch'uan, ermöglicht seine Ausübung auch bei schon bestehenden körperlichen Beschwerden.

Über die Verbesserung der Körperhaltung und die bewusstere Wahrnehmung von sich selbst ist es sogar möglich, an seelischen Blockaden zu arbeiten. Qi kommt wieder ins Fließen und man erlebt sich als erneuerter Mensch.

Da selbst über 80-jährige T'ai Chi Ch'uan celebrieren, ist der „Erneuerung“ aus dieser Sicht keine Grenze gesetzt.

Durch das Üben der Verteidigungstechniken erlangt der Körper ein hohes Maß an Beweglichkeit und schnelles Reaktionsvermögen. Die Elastizität der Sehnen und Bänder wird in besonderer Weise gefördert.

Außerordentliche Körperbeherrschung erlangt der Schüler des T'ai Chi Ch'uan durch die Entwicklung seines Zentrums (Tan T'ien) und das Verstehen des Elementes Wasser - im Einklang mit der Natur sein, das Weiche besiegt das Harte. Eine Kraft von 1000 Pfund kann mit der von vier Unzen überwunden werden.

7.6 - Ziele des Sports

Bei dem Versuch, Sport grundlegende Aspekte zuzuordnen, würde ich die Gesundheit und die Konzentration als Basisaspekte anführen.

Der Gesundheitsaspekt findet sich in allen Breitensportarten.

Leichtes Bewegen in der Natur mit Stöcken und ohne Stöcke, Volksläufe, Eisstockschießen und Vieles mehr erhöhen nachweislich das körperliche Wohlbefinden. Durch Anregung des Herz – Kreislaufsystems steigert sich die Sauerstoffaufnahmefähigkeit des Körpers. Die Folge sind erhöhte Vitalität, mehr Kraft und Beweglichkeit. Das Sinken der Anfälligkeit für Krankheiten darf auf keinen Fall unterschätzt werden, ebenso wenig der Aspekt der Geselligkeit, die Möglichkeit mit anderen in Kontakt zu kommen.

Die absolut positiven Auswirkungen des Sports im Bereich der Rehabilitation und im Behindertensport, seien an dieser Stelle noch einmal besonders hervorgehoben.

Betrete ich allerdings den Hochleistungsbereich, ist der gesundheitliche Aspekt sehr in Frage zu stellen.

Konzentration: Sobald ich mich in irgendeiner Weise einer körperlichen Betätigung hingebe, muss ich mich auf Bewegungsabläufe und/oder strategische Möglichkeiten (Schach) konzentrieren.

Je größer meine Konzentrationsfähigkeit entwickelt ist, desto leichter fällt es, Bewegungsabläufe exakt auszuführen und zu verfeinern. Auch hier möchte ich auf die Unterschiede im Breitensport und

Leistungssport hinweisen. Durch übermäßige Konzentration kann Stress ausgelöst werden. Der sich daraus ergebende Druck löst möglicherweise genau die gegenteilige Reaktion (Leere im Kopf, Depressionen) aus. Also, alles in Maßen, dann kann uns nichts passieren.

7.7 - Sind T'ai Chi Ch'uan und Sport zwei Wege?

Wo finde ich T'ai Chi Ch'uan im Sport? - Wo ist Sport im T'ai Chi Ch'uan?

Auf der rein körperlichen, ausführenden Ebene finde ich Beides in Beidem. Allein die Tatsache, dass ich mich bewege, ob auf einem Bein, drehend, springend, laufend, oder wie im T'ai Chi Ch'uan sinkend, aufrichtend, mit Kicks, auf einem Bein, fließend, um nur Einiges zu nennen, verdeutlicht das Gemeinsame.

Schaue ich jedoch genauer hin, bemerke ich einen prägnanten, sehr wesentlichen Unterschied der beiden Bewegungsformen. (Wobei ich Sport hier als Bewegungsform in seiner Gesamtheit bezeichnen möchte, in all seiner unbegrenzten Vielfalt.)

T'ai Chi Ch'uan der Weg nach Innen - Sport der Weg nach außen.

Vorweg sei gesagt, dass auch diese beiden Betrachtungsweisen nicht als absolut anzusehen sind. Es gibt viele Sportarten die über die innere Wahrnehmung erst zu ihrer vollen Entfaltung finden (Bogenschießen oder Snooker).

Über besondere persönliche Erfahrungen von z.B. Extrembergsteigern, habe ich einige sehr beeindruckende Filmberichte gesehen.

Genauso ist es möglich T'ai Chi Ch'uan lediglich als Bewegungssystem zu betrachten und auszuführen, ohne die tief greifenden Entwicklungsstufen zu nutzen - nichts ist absolut, manchmal sind die Grenzen sehr fließend.

7.8 - T'ai Chi Ch'uan - ein Weg nach innen

Habe ich mich durch die anfänglichen Mühen des Erlernens der Formen gebracht, eröffnet sich mir ein Spektrum der Entfaltung, das ich in seiner Erhabenheit und Unbegrenztheit kaum erfassen kann.

Es begegnen mir die Bewegungsweisen des T'ai Chi Ch'uan. Die langsame, fließende Art - sich wie im Wasser bewegen - die gleichmäßige Geschwindigkeit, vergleichbar mit dem Ziehen des Fadens einer Seidenraupe aus dem Kokon, ziehe ich zu schnell, reißt er, zieht ich zu langsam, löst er sich nicht. Die zu Grunde liegenden Bewegungsprinzipien, das:

Sinken, Aufrichten, Zentrieren, Fließen und Loslassen: Sie werden mit fortschreitendem Üben mehr und mehr von innen erfahren.

Nicht nur mein Körper macht eine augenscheinlich sinkende Bewegung, sondern vielmehr bin ich veranlasst meine innere Energie das Qi zu den Füßen, zum Punkt der sprudelnden Quelle fließen zu lassen, zu „Wurzeln", wie man diesen Prozess auch nennt. Bin ich in der Lage, diese innere Energie wahrzunehmen und bestenfalls zu lenken, befinde ich mich auf dem Weg zu wahrer Meisterschaft.

Alles Üben und Einhalten der korrekten Körperhaltung, der gemäßigten Bewegungsgeschwindigkeit, das Beachten der Bewegungsprinzipien hat ein einziges großes Ziel:

Die Wahrnehmung der inneren Bewegung.

Beim Üben von T'ai Chi Ch'uan werde ich mehr und mehr damit konfrontiert

"ins Verlieren (Loslassen) zu investieren",

eine Kraft, die auf mich zukommt, ohne die geringste Anstrengung von mir abzulenken, sie ins Leere laufen lassen, sodass die Wirkung des Angriffs völlig zunichtewird.

Habe ich gelernt, Energie zu verstehen und übe beharrlich, gelange ich irgendwann zu dem Punkt, an dem sofort das verwirklicht wird, was der Geist wünscht.

Meister Linag Dong-Zai sagte hierzu „In Eurer Übung sollen sich nur zehn Prozent äußerlich ausdrücken; die restlichen neunzig Prozent werden nie sichtbar, sie bleiben im Inneren“.

7.9 - Sport - ein Weg nach außen

Vor dem Hintergrund des gerade Gelesenen wird deutlich, wie groß der Unterschied zwischen T'ai Chi Ch'uan und Sport letztendlich doch ist.

Vordergründig betrachtet, sind alle Sportarten (ausgenommen die Denksportarten) auf Muskelkraft aufgebaut. Die im Sport benötigte Kraft entfaltet sich durch gezieltes Training der Muskulatur. Die aufgebaute Muskelmasse oder trainierte Schnellkraft, Sprungkraft, Lungenkapazität oder Gelenkigkeit dient dazu, den Bewegungsapparat in optimaler Weise zu Leistungen zu bringen. Je intensiver ich mich dem Training meiner Sportart widme, desto größer sind die Erfolge - bis hin zum Leistungssport, Weltmeisterschaften, oder Olympischen Spielen.

Sport ist ein Messen von Kräften. Wer springt am höchsten, weitesten, meistert die beste Turnübung oder klettert auf den höchsten Berg. Mit meiner erreichten Leistung präsentiere ich mich der Öffentlichkeit, richte mich also nach Außen, vergleiche meine mit den Leistungen der Anderen. Das geschieht nicht nur auf der Ebene des Leistungssports, auch beim Walking mit der Nachbarin werden die zurückgelegten Strecken und Zeiten miteinander verglichen.

Und doch finde ich auch bei sportlicher Betätigung Momente, in denen ich in mich gehen muss, mich auf meine inneren Kräfte besinne, dass vor mir liegende noch einmal vor meinem inneren Auge ablaufen lasse.

Kann ich T'ai Chi Ch'uan im Sport finden?

Diese Frage beschäftigt mich schon lange. Ist es möglich im Sport wirkliches T'ai Chi Ch'uan zu finden. Oft sitze ich vor irgendwelchen Sportsendungen und betrachte die Bewegungsabläufe der Sportler. Nehmen wir beispielsweise den 100 Meter Sprinter- ein Muskelbepackter vor Energie strotzender Körper, der kurz davor steht, Höchstleitungen von sich abzufordern.

Er steht an der Startlinie und besinnt sich auf das, was er gelernt hat, was er die ganze Zeit trainiert hat, ist das T'ai Chi Ch'uan? Dann läuft er los und konzentriert sich darauf, seine Muskeln locker und fließend, in optimalem Rhythmus zu bewegen, er weiß, dass er nicht so schnell laufen kann, wenn er verkrampft. Er konzentriert sich also auf das Loslassen - ist das T'ai Chi Ch'uan? Der Hochspringer nutzt in seinem Bemühen das Prinzip des Sinkens (Sprungfeder). Allerdings muss ich an dieser Stelle anmerken, dass ein Sportler, der noch nie T'ai Chi Ch'uan geübt hat, gar nicht wissen kann, dass er gerade in Bereiche des T'ai Chi Ch'uan eingedrungen ist. Wohingegen ein Übender des T'ai Chi Ch'uan sich sehr wohl über die sportliche Komponente seines Tuns bewusst sein kann.

Meiner eigenen Erfahrung nach, ist es eine unglaubliche Erweiterung, das Wissen um T'ai Chi Ch'uan in seine sportlichen Aktivitäten einfließen zu lassen. Sport im T'ai Chi Ch'uan zu finden, ist nicht weiter schwierig, wie ich im obigen Abschnitt bereits erläutert habe.

Integration in den Alltag: Jeder, der sich etwas intensiver mit einer Sportart beschäftigt, genießt den Vorteil, im Alltag besser zurechtzukommen. Bewegung stärkt das Selbstbewusstsein, die ausgeschütteten Hormone sorgen für eine psychische Stabilität und eine gut ausgebildete Muskulatur gibt Sicherheit bei allen alltäglich auszuführenden Arbeiten.

Etwas, was ich im Sport jedoch nicht finden kann, ist die Zuordnung meiner Bewegungstechnik zu den fünf Elementen: Wasser, Holz, Feuer, Erde und Metall, oder die Zuordnung zu meinen inneren Organen. Als Beispiel möchte ich hier das schon zuvor erwähnte „Sinken“ aus den Bewegungsprinzipien vorstellen:

Kurze Beschreibung:

- Erde, Kontakt zum Boden, Kreuzbein sinken lassen, in den Knien einsinken

Klassische Schriften:

- Die innere Energie wurzelt in den Füßen, überträgt sich durch die Beine, wird von der Hüfte aus gesteuert, um sich über den Rücken zu den Armen und Fingerspitzen zu bewegen.

Leitgedanke:

- Sinken, als würde man einen Ball ins Wasser drücken, er federt dann zurück

Spiegelung in den Alltag:

- Wie gut bin ich im Leben mit der Erde verbunden?
- Wie groß ist meine innere Stabilität?
- Wie fest bin ich materiell mit der Erde verbunden?

Verbindung zur traditionellen chinesischen Medizin:

- Element Erde: Magen/ Milzmeridian, Farbe Gelb, das irdische, Materielle.
- Neutral Yin - Ist mit dem Punkt der Sprudelnden Quelle (Fußsohle) und dem unteren Tan T‘ien dem Bauchzentrum, verbunden.

So wie am Beispiel des Sinkens aufgeführt, gibt es zu jeder der fünf Prinzipien eine entsprechende Zuordnung.

Das Wahrnehmen von Energiezentren und das Weiterleiten der Energie gibt es im Sport nicht. Das, worauf sicherlich im Sport, genauso wie im T’ai Chi Ch’uan geachtet wird, ist die Atmung. Bei kaum einer sportlichen Aktivität und ganz besonders im Leistungssport trägt eine Gute, kontrollierte Atmung zum besseren Gelingen bei.

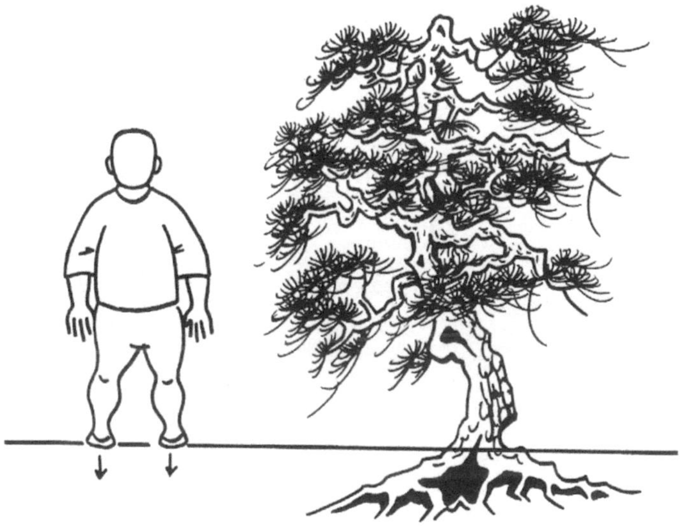

Abb. 3: T'ai Chi – Stehen wie ein Baum

Die positiven Auswirkungen einer tiefen Atmung im alltäglichen Leben belegen viele Tests und Eigenberichte.

7.10 - Unterschiede und Gemeinsamkeiten von T'ai Chi Ch'uan und Sport

Gemeinsamkeiten und Unterschieden zwischen Taijiquan und Sport

	Taijiquan	Sport
Räumlichkeiten	Drinnen und draußen möglich	Drinnen und draußen möglich
Kleidung	Bequeme, leichte und weite Kleidung	Unterschiedlich, je nach Sportart
Prinzipien - Techniken	Grundlegende Prinzipien	Wichtige Techniken nicht nur im Leistungssport
Bewegungsweise	Langsam, sanft und fließend	Unterschiedlich, je nach Sportart
Erlernbarkeit	Einstieg in jeder Altersstufe möglich – Vom groben zum feinem Üben	Unterschiedlich, je nach Sportart
Gesundheitsförderung	Unbegrenzt bis ins hohe Alter möglich	Begrenzt, je nach Sportart auch bis ins hohe Alter
Entwicklungsstufen	Unbegrenzt bis ins hohe Alter, auf unterschiedlichen Ebenen	Je nach Sportart, im Alter begrenzt

Abb. 4: T'ai Chi Ch'uan und Sport

Persönliche Erfahrungen

Irgendwann, ich war schon einige Zeit Schülerin des T'ai Chi Ch'uan, konzentrierte ich mich beim Üben auf das Sinken in die Füße, darauf, meine Gewichtsverlagerung genau in der Mitte des Fußes ankommen zu lassen.

Um einen sicheren Übergang beim Fußwechsel zu erreichen, bemühte ich mich, alle Gelenke, Knie, Hüfte, Schulter und Kopf in der geforderten Übereinander-Haltung einzunehmen. Dieses Bemühen nahm ich dann auch mit in meine Step-Stunden im Fitness Studio. (Step Aerobic = Koordinations- und Herz - Kreislauftraining mit einem Step Kasten). Jetzt war ich nicht nur mit der Choreographie und dem Stundenaufbau beschäftigt, sondern erlebte, trotz meiner schon langen Erfahrung mit Bewegung, noch mal einen richtigen „Kick". Ebenso bemerkte ich, wie ich begann, bei meinen Schülern größeres Augenmerk auf eine aufrechte Körperhaltung zu legen. Wie plötzlich

Drehungen oder schwierige Schritte besser gelangen, wenn die Gewichtsverlagerung stimmte.

Bei einem Training, zu dem wir ein benachbartes Cheerleading Team zu uns eingeladen hatten (es ging dabei um das Bauen von Menschenpyramiden mit der richtigen Technik) sagte einer unserer Gäste: „du musst die Kraft aus den Füßen in die Beine bis in die Arme bringen!“ Da rutschte mir ganz spontan raus:

„das ist T'ai Chi, Ladys.“

Die Bereicherung all meiner Gesundheitsstunden durch das Wissen um T'ai Chi Ch'uan empfinde ich als sehr positiv und dieses kommt meinen Mitgliedern im Fitness-Studio zugute. Wesentlich häufiger als früher weise ich darauf hin, eine entspannte Körperhaltung einzunehmen, wodurch sich bei vielen Teilnehmern ein sogenanntes „Aha“-Erlebnis einstellt.

Man kann dem Leistungsgedanken, der dem Sport zugrunde liegt, sehr in Frage stellen, er ist allerdings einer der Gründe, warum Menschen überhaupt Sport treiben.

Für mich persönlich hatte das jahrelange auf Leistung bezogene Training zwei Erkenntnisse bereit. Es hat den Ausbruch meiner arthritischen Erkrankung um Jahre hinausgezögert und durch den selbst auferlegten Druck zu einem Teil dazu beigetragen, dass ich überhaupt krank wurde.

Meiner persönlichen Meinung nach, gehen die Erkenntnisse in den Sportwissenschaften schon seit einigen Jahren dahin, zu erkennen, dass der mentale Anteil am Gelingen einer Leistung einen mindestens 50% igen Anteil hat - dass Ruhephasen ein zwingendes Muss bei sportlicher Betätigung sind. Also, wer mal so richtig in Ruhe Sport machen möchte, sollte zum T'ai Chi Ch'uan wechseln, ein Grundsatz lautet:

Alles ohne Kraft und Anstrengung

Wu Wei

7.11 - Quellenhinweise

1. **Petra u. Toyo Kobayashi,** T'ai chi Ch'uan, Einswerden mit dem Tao,
2. **Petra u. Toyo Kobayashi**, T'ai chi Ch'uan, ein praktisches Handbuch zum Selbststudium, T'ai – Chi gesunde Bewegung und entspannende Meditation, Naumann & Göbel Verlag
3. **Stuard Olson (Hg),** Das Chi pflegen die geheimen Trainingsdokumente der Familie Yang, Aurum Verlag
4. **Cheng Man-Chìng,** Dreizehn Kapitel zu T'ai Chi Ch'uan, Irisana Verlag
5. **Klemens J.P. Speer,** Skript zu den Bewegungsprinzipien

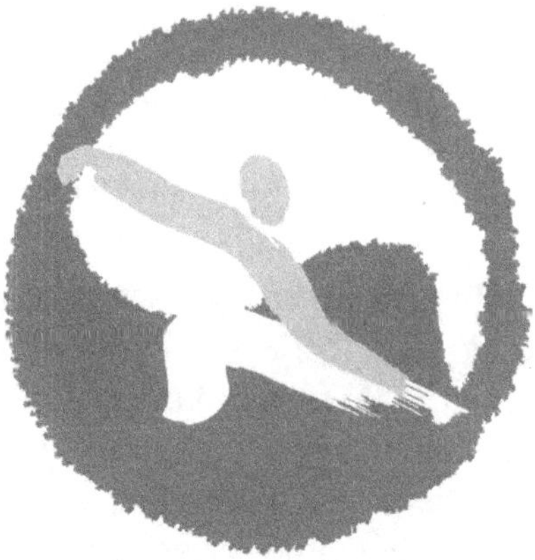

8 - Erwachen zum Eins-Sein mit dem Dao

Die besondere Bedeutung von Gefühlen und Kommunikation im Unterricht

Klemens J. P. Speer

8.1 - Einleitung

Im Rahmen dieses Beitrags wird davon ausgegangen, dass im allgemeinen Qigong- und Taijiquan-Unterricht oft das Erlernen und Üben von Figuren und Formen im Vordergrund steht. Nach dem groben Lernen von Bewegungsmustern oder -abläufen wird meistens das Wahrnehmen und Spüren von energetischen Prozessen mehr oder weniger mit einbezogen. Die Rolle, die Partnerübungen im Taijiquan in diesem Zusammenhang spielen können, soll hier vernachlässigt werden, da dies den Rahmen des Beitrages sprengen würde.

Vor diesem allgemeinen, sehr vereinfachten Hintergrund soll neben den traditionellen Aspekten des Qigong und des Taijiquan - Körper, Energie und Geist - zwei weitere Aspekte der inneren Arbeit, nämlich die Kommunikation und die Arbeit mit den Gefühlen beschrieben werden. Diesen beiden letzten Aspekten kommt für das Unterrichten und Üben im Westen eine besondere Bedeutung zu.

Es ergeben sich im Verlauf des Unterrichts also „fünf Tore zum Dao", die hier nacheinander beschrieben werden sollen, die sich in der Praxis jedoch ständig überschneiden.

- Körperarbeit (Jing),
- Energiearbeit (Qi),
- kommunikative Arbeit,
- Arbeit an den Gefühlen,
- geistige Arbeit (Shen und Wu).

Die Frage ist: Wie kann es im Unterricht schrittweise gelingen, den Zustand des „Eins seins mit dem Dao" vorzubereiten, beziehungsweise in die Erfahrung „eins sein mit dem Dao“ einzutauchen und diesen Zustand dauerhalft zu halten, darin zu verweilen und aus dieser geistigen Verfassung heraus im Alltag zu handeln? Nachfolgend sollen die fünf Aspekte oder „Tore zum Dao“ beschrieben werden, so dass sie für Schüler- und Schülerinnen verständlich werden und es in der Auseinandersetzung mit einem Dao-Lehrer gelingen kann, schon im Hier und Jetzt, in diesem Leben aufzuwachen und das Aufwachen, den erwachten Geist mitten im Leben zu stabilisieren.

Auch wenn die innere Arbeit hier in fünf Schritten beschrieben wird, ist es wichtig im Blick zu behalten, dass alle fünf Aspekte im Unterricht zusammengehören und dass sich lediglich die Schwerpunktsetzung mit dem Fortschreiten der Übungserfahrung in der dargestellten Reihenfolge verschiebt.

8.2 - Körperarbeit

Unter Körperarbeit wird hier zunächst eine physisch-biologische Arbeit am Körper verstanden. Grundlage ist die Arbeit mit Qigong-Übungen und Übungen aus dem Taijiquan, die Körper, Energie und Geist harmonisiert. Übungen des Streckens und Dehnens von Muskeln, Bändern und Gelenken lockern und entspannen den ganzen Körper und machen die eigene physische Kraft erfahrbar. Auch schnelles Gehen im Kreis und in der Gruppe kann zum Beispiel die eigene Kraft besser erleben lassen. Dennoch geht es darum, alle Muskeln, Sehnen, Bänder, Gelenke, Faszien und innere Organe zu lockern, zu lösen und zu entspannen, alle überflüssige Anspannung abzubauen beziehungsweise loszulassen, so dass nur die Grundspannung übrigbleibt, die zum aufrechten Gehen benötigt wird.

Dies kann nach meiner Erfahrung am besten mit einer Körperarbeit geschehen, die mit Hilfe sehr differenzierter Bewegungsabläufe aus den Taiji-Formen arbeitet und sich an den klaren Haltungs- und Bewegungsprinzipien des Taijiquan ausrichtet. So wird einerseits ein vollständiges Entspannen und andererseits eine klare und feste, aber dennoch gelöste und aufrechte Körperstruktur möglich. Hier können alle Methoden und Prinzipien der Arbeit mit Qigong und Taijiquan als Körpertraining zum Einsatz kommen.

Auch die Aufnahme von gesunder Nahrung ist für den biologischen Körper sehr wichtig. Die gilt sowohl energetisch im Rahmen der fünf Wandlungsphasen der Traditionellen Chinesischen Medizin (TCM), als auch im Sinne der westlichen Medizin und Naturheilkunde. Jeder Mensch ist für seine eigene Ernährung verantwortlich, da es fast so viele Ernährungsphilosophien gibt wie Menschen. Eine gesunde Ernährung und Lebensweise ist eine wichtige Voraussetzung für die spirituelle Arbeit, zum Beispiel um Übergewicht abzubauen. An Wochenenden oder Wochen intensiver geistiger Arbeit sollte jedoch in der Regel eine leicht verdauliche Nahrung (möglichst vegetarisch) zu sich genommen werden. Ein gesunder Geist kann sich in einem gesunden Körper am besten entfalten.

Für den Unterricht: *Die Arbeit mit dem physisch-biologischen Körper ist die wichtigste Grundlage des spirituellen Weges im Unterricht im Sinne der daoistischen Tradition, die auf einen gesunden, beweglichen Körper großen Wert legt. Wollen Übende als Übungsziel das Eins sein mit dem Dao schon in diesem Leben verwirklichen, müssen sie sich auf einen langen inneren Prozess einstellen, daher ist es sinnvoll, gut für die eigene körperliche Gesundheit (für körperliche Langlebigkeit) zu sorgen, damit in diesem Leben das höchste Ziel erreicht werden kann. In jeder Anfängergruppe ist es wichtig, an diesen Grundlagen solide zu arbeiten. Hier steht dann an erster Stelle des Unterrichts die Vermittlung der Beweglichkeit und der Gesundheit des physischen Körpers.*

8.3 - Energiearbeit

Energiearbeit kann sich am besten entfalten, wenn der Körper weich, beweglich und durchlässig geworden ist und der Übende gelernt hat, die Gedanken schweigen zu lassen. Die feinstofflichen und subtilen Energien des Köpers sind am besten im bewussten Traumzustand zu spüren, der ein wacher Zustand ist, in dem die Gehirnschwingungen wie im Traum runtergefahren sind. Daher spielen Ruhe und Stille, also die Atmosphäre des Übens und die Einstimmung in die Übung eine besondere Rolle. Ruhe und innere Stille beim Üben stärken die

Wahrnehmungsfähigkeit von fließenden Energien im eigenen Körper, in der Gruppe, im Übungsraum und im ganzen Leben.

Wenn alle Gefühle frei fließen können – Gefühle werden in der TCM als eine grobe Form von Qi verstanden –, hat das einen verstärkenden und intensivierenden Einfluss auf die Energiearbeit. Energien können mit der Zeit des Übens immer leichter und feiner wahrgenommen werden und besser und freier fließen. Eine grobe Energiearbeit wird immer mehr verfeinert zu einer feinstofflichen und subtilen Wahrnehmung von Energien. Das ganze Leben kommt so in einen leichten kreativen Fluss.

Eine intensive energetische Arbeit ist für die Vertiefung des spirituellen Prozesses von großer Wichtigkeit.

Für den Unterricht: *Energiearbeit findet im Qigong und im Taijiquan in unterschiedlicher Weise und in unterschiedlichem Umfang statt. Dies gilt ebenso für das Thema Körperarbeit. Eine differenzierte Körperarbeit wird in manchen Qigong-Traditionen eher vernachlässigt und umgekehrt steht traditionell beim Üben des Taijiquan das Erlernen der Bewegungsabläufe sehr im Vordergrund und die Energiearbeit kommt oft zu kurz. Um diese in einigen Übungsrichtungen vorhandene Tendenz im Blick zu behalten, ist es erforderlich, im Qigong auf eine differenzierte Körperarbeit zu achten und das Üben des Taijiquan durch eine vertiefende Energiearbeit zu ergänzen.*

Die Energiearbeit bildet die Brücke zur geistigen Arbeit. Je intensiver die Energiearbeit mit einer differenzierten Körperarbeit verbunden ist, umso leichter wird es gelingen, die geistigen Erkenntnisse der späteren Arbeit spontan im Alltag umzusetzen. Wenn LehrerIn und SchülerIn sich mit diesen Aspekten auseinandersetzen, sind sie schon über einen Anfängerunterricht hinausgewachsen.

8.4 - Kommunikative Arbeit

Die kommunikative Arbeit in der Gruppe, der Schüler untereinander und zwischen Lehrern und Schülern ist sehr wichtig. Sie ist die Grundlage, um auch verbal erlebbar, durch einen intensiven Kontakt zwischen Lehrerin und Schülerin eine starke Basis des Vertrauens entstehen zu lassen. Voraussetzung für eine gelungene Kommunikation im meditativen Sinne ist, dass zunächst eine Atmosphäre der inneren Stille und Aufmerksamkeit geschaffen wird. Dies ist nicht nur zwischen den Gruppenteilnehmern, sondern auch zwischen Lehrer und Schülern sehr wichtig. Daher an dieser Stelle der Hinweis wie das gut gelingen kann:

Wird der Körper entspannt und werden die Füße spürbar, kann die Energie nach unten sinken und die Gedanken kommen zur Ruhe. Der Übende beginnt, „mit den Füßen zu denken“. Das ist die Voraussetzung, um die Gedanken zu beruhigen, die sonst oft „wie die Affen über die Bäume rasen“ und sich in endlos scheinenden Schleifen, Gedankenmustern wiederholen. Dies geschieht insbesondere dann, wenn sie von nicht verarbeiteten Gefühlen angetrieben werden und der Verstand nach Lösungen sucht, die nicht gefunden werden. Hier kann die Konzentration auf die fließenden Bewegungen des Qigong und des Taijiquan sehr hilfreich sein, Körper und Geist zu entspannen und durch das Wiederholen mehr und mehr zur gedanklichen Ruhe zu kommen.

Schüler sollten sich in der Gruppe während des Unterrichts nicht über Alltagsthemen unterhalten, sondern mit der ganzen Aufmerksamkeit beim Unterricht sein. Je nach Unterrichtsschwerpunkt sollten natürlich Fragen gestellt werden können oder gemeinsame schweigend geübt werden, wenn dies die Aufgabe ist.

Für den Unterricht: Die/der Unterrichtende erläutert in Vorträgen den Sinn von Qigong und Taijiquan als Übungsweg *zum Einsein mit dem Dao, gegebenenfalls, soweit erforderlich, auch in Einzelgesprächen. Dies gehört je nach Arbeitsansatz des Unterrichts auch schon ganz an den Anfang der Körperarbeit, bekommt jedoch mit der Vertiefung der Arbeit eine größere Bedeutung. Gespräche in der Gruppe zwischen Lehrkraft und Schüler/Innen sollte dann mehr Raum gegeben werden. Reflexions-Übungen in der Gruppe und zwischen Lehrern und Schülern stärken den Kontakt von Herz zu Herz. Es geht darum, einerseits gut zuhören zu lernen und andererseits alles Wissen, Denken, Fühlen und alle Empfindungen (die Ego-Perspektive) hinter sich zu lassen. So kann ein meditativer (entspannter,* *stiller und ruhiger) Dialog in der Gruppe zu einer intensiven spirituellen Prozessarbeit werden.*

Die Kommunikation zwischen Lehrern und Schülern sollte schrittweise vertieft werden. Sehr hilfreich ist, die Schüler und Schülerinnen über ihre eigenen Erfahrungen mit dem Üben in der Gruppe berichten zu lassen. Über ihre Erfahrungen mit dem Lernen an sich, aber auch über ihre Erfahrungen mit dem inneren Erleben von Grenzen, muskulären Blockaden, energetischen Blockaden und wie es gelingen kann, diese Blockaden aufzulösen, so dass ein Fließen von Energie spürbar wird. Je vertrauensvoller es gelingt, die Atmosphäre in der Gruppe zu gestalten, je mehr Offenheit entsteht, je leichter wird es auch schrittweise möglich sein über individuelle Gefühle zu sprechen, die beim Üben auftauchen können, wie Angst, Wut, Ärger, Freude oder sogar ein Gefühl von Übungssucht, wenn erlebt wurde, wie wohltuend die Übungen sein können.

Die Auseinandersetzung mit den eigenen Gefühlen kann in besonderem Maße zum Auflösen von körperlich-geistigen Blockaden beitragen. Um in das Einssein mit dem Dao eintauchen zu können, geht es nicht nur darum, alle Gedanken und körperlichen Empfindungen loslassen zu können, sondern auch darum, alle Gefühle wahrzunehmen und hinter sich zu lassen. Die Praxis des meditativen Dialogs in der Gruppe kann dazu eine große Hilfe sein. Dabei gibt es bestimmte Spielregeln, u.a. gehört dazu jeden ausreden zu lassen und gut zuzuhören, ganz von sich aus in Ich-Form zu sprechen und Statements stehen zu lassen und nicht darauf einzugehen. Dann spricht der nächste ganz aus seiner Perspektive, usw. So kommt man in der Regel viel schneller zu einem Ergebnis.

8.5 - Arbeit mit den Gefühlen

Die Arbeit mit dem Auflösen von unbewussten Gefühlen wird auch Schattenarbeit genannt. Zwar können die Gefühle mit dem Üben von Qigong und Taijiquan beruhigt werden, jedoch sind sie oft nicht so leicht aufzulösen, vor allem wenn sie unbewusst (also schattenhaft) ihr Unwesen treiben. Sie treiben dann immer mehr oder weniger unsere nach Lösungen suchenden Gedanken an, ohne dass wir uns bewusst sind, dass sich Gefühle hinter den Gedanken verbergen. Häufig können wir sie noch nicht einmal wahrnehmen.

Wenn wir sie jedoch nicht wahrnehmen beziehungsweise fühlen können, können wir sie auch nicht benennen. Wenn wir sie nicht benennen können, sind sie uns nicht bewusst. Wenn sie uns nicht bewusst sind, lassen sie sich auch nur schwer auflösen, vor allen Dingen wenn traumatische Erfahrungen dahinterstehen. Daher ist es sehr wichtig, die eigenen Gefühle klar erkennen und benennen zu können. Je schwerer das Trauma ist, das jemand erfahren hat, desto mehr ist es erforderlich, therapeutische Hilfe in Anspruch zu nehmen, sonst wird jede innere Entwicklung blockiert.

Der Aufarbeitung von verschütteten Gefühlen kommt meines Erachtens eine besondere Bedeutung zu, wenn man das Üben von Qigong und Taijiquan als einen Übungs- und Lebensweg zur Reifung des ganzen Menschen begreift. Hier können Methoden der Psychotherapie sehr hilfreich eingesetzt werden. Jedoch unterliegen sie einer deutlichen Beschränkung: Sie sind fast immer (in den etablierten Verfahren) darauf ausgerichtet, das Ich (und das Ego) zu stabilisieren, damit es im gesellschaftlichen Sinne wieder „normal funktionieren" kann. Zwar ist es wichtig, zunächst ein gesundes Ich oder Ego entwickelt zu haben, andererseits geht es aber darum, das Ich oder das Ego nicht als höchste Instanz im Leben zu begreifen, sondern sich einer darüberstehenden Intelligenz oder Intuition anzuvertrauen, die dann das Ich oder das Ego, wenn es im Alltag benötigt wird, in ihren Dienst nimmt.

Die Heilung oder Auflösung von verstrickten und blockierten Gefühlen spielt auch in TCM eine wichtige Rolle. Gefühle sind dort ein Aspekt der Lebensenergie und werden den inneren Organen zugeordnet. Wenn also im Sinn eines Übungsweges mit den Gefühlen gearbeitet wird, muss dies auf eine andere Weise geschehen als in der etablierten Psychotherapie.

Dafür müssen wir uns zunächst die wichtigsten menschlichen Gefühle genauer ansehen. Das Modell der Gefühle in der TCM ist dafür sehr gut geeignet, da es die große Komplexität der Gefühle sehr eindrücklich beschreibt. Gefühle werden in der TCM entsprechend den Wandlungsphasen in vier Zyklen eingeteilt: 1. der unterstützende oder nährende (gesunde) Sheng-Zyklus. 2. Der stabilisierende oder kontrollierende Ko-Zyklus. 3 der umgekehrte Sheng-Zyklus und 4. Der umgekehrte Ko-Zyklus.

Der nachfolgend dargestellte Zyklus in der Yin-Yang-Tabelle ist der 3. Zyklus, der oft Zerstörungs-oder Auflösungs-Zyklus genannt wird, da er eine sehr destruktive, dunkle Dynamik entwickeln kann. In diesem Zyklus werden die Gefühle nach einer modernen Sichtweise der TCM polar als dunkle und helle Gefühle (im Sinn von Yin und Yang) gegenübergestellt:

Nachfolgend ist die Yin- und Yang-Dynamik in Tabellenform wiedergegeben. Zudem sind den Wandlungsphasen weitere Gefühle, die dem jeweiligen Hauptgefühl zugeordnet werden können, hinzugefügt worden:

Polaritäten: Triebe und Gefühle in der TCM

auf der Grundlage westlicher Psychologie

Gegenpol: Triebe links: Yang – rechts: Yin (gilt nur in dieser Zeile)	Eros: Sexualtrieb: Expansion, Anziehen Erschaffung	Thanatos: Todestrieb Kompression, Abstoßen Auflösung
Polaritäten: **Yin und Yang**	**Yin:** Abneigung, Engen, Schließen, Komprimieren	**Yang:** Zuneigung, Weiten, Öffnen, Expandieren
Holz **Leber und Galle**	**Zorn**, Wut, Ärger, Scham, Schmerz, Vernichten - **Hass**	**Kreativität,** Phantasie, Tatkraft, Intuition
Wasser **Niere und Blase**	**Angst**, Furcht, Schrecken, Mistrauen	**Vertrauen**, Gelassenheit, Mut, innere Freiheit
Metall **Lunge und Dickdarm**	**Trauer,** Kummer, Depression, Klagen	**Zuversicht**, Gelassenheit, Großzügigkeit
Erde **Magen und Milz**	**Grübeln**, Sorgen, Zweifeln, zwanghaftes Denken	**Offenheit**, Vernunft, Harmonie, freies Denken
Feuer Herz - Dünndarm **Drei-Erwärmer - Herzbeutel**	**Begierde**, Sucht, Sehnen, Ungeduld, Unruhe - **Gier**	**Liebe**, Güte, Freude, Glück, Heiterkeit, Herzlichkeit

Abb. 1: Triebe und Gefühle in der TCM

Zur Erläuterung: Die Umkehrung der Gefühle, das Umschlagen der Gefühle in ihr Gegenteil, in der ersten Zeile, ergibt sich aus dem 3. oben dargestellten, umgekehrten Zyklus des Yin und Yang-Diagramms. (Sie stellt den jeweiligen Gegenpol <Auge> im schwarzen oder weißen Fisch dar.)

Alle Extreme tragen die Gefahr in sich, sich in ihr Gegenteil zu verkehren. „Wenn Yin am stärksten ist, tritt Yang hervor.“ Ein Beispiel aus dem Beziehungsleben dafür ist, dass extreme Liebe (die sich nicht erfüllt und zu einem Festalten oder zur Gier wird) in Hass und Morddrohungen umschlagen kann. Auch drastische menschliche Gefühle sollten nicht verleugnet, sondern klar erkannt werden. Sie kommen in den extremen kriegerischen Auseinandersetzungen und den terroristischen Akten in unserer Welt leider immer wieder zum Ausdruck. Da diese extremen Gefühle, die jeder Mensch in sich tragen kann, oft unterdrückt (kontrolliert) werden, äußern sie sich im menschlichen Alltag oft in abgemilderter Form, aber dennoch unbewusst oft sehr destruktiv und zerstörerisch.

Interessanter Weise trifft sich hier die daoistische TCM mit der buddhistischen Psychologie der drei Gifte: Hass, Gier und Unwissenheit. Hass wird in der TCM dem Holz zugeordnet, Gier dem Feuer und Unwissenheit gilt dann hier der Bedeutung der Gefühle als Ganzes. Hass und Gier, dies wird auch im 3. unterdrückendem Zyklus (siehe Tabelle) deutlich, sind die Triebfedern für eine destruktive persönliche und gesellschaftliche zerstörerische Entwicklung.

Dieses drastische Beispiel soll verdeutlichen, wie wichtig es ist, seine Gefühle bewusst wahrzunehmen, auch wenn sie „nur“ auf weniger drastische, ungesunde Weise, wie sie in der TCM im 2. und 4. Zyklus beschrieben werden, aus dem Gleichgewicht geraten sein können.

Die Auseinandersetzung mit der eigenen, sehr individuellen oft unbewussten und komplexen Gefühlswelt und ihrer Bewusstmachung und Integration, kann eine sehr erlösende und befreiende Arbeit sein, die viel Kraft und Energie für die eigene Entwicklung freisetzt.

Die Tabelle zeigt ebenso wie die Grafik die Zuordnung der Gefühle zu den fünf Wandlungsphasen und den wichtigsten inneren Organen und Leitbahnen. Hier wird deutlich, wie komplex das Thema Gefühle ist und wie es auf die inneren Organe wirkt. Zudem bringen Gefühle im Westen, kulturell bedingt, eine andere Bedeutung oder Wertigkeit mit als in der TCM, daher wurde in dieser Darstellung bereits auf Aspekte der westlichen Psychologie zurückgegriffen. Zu beachten ist, dass in der TCM auch jedes Gefühl in sich noch einen Yin- und Yang-Aspekt trägt, dies trifft dann auch für Eros und Thanatos zu. Eros und Thanatos haben sowohl helle Seiten (erotische Liebe und natürliche Auflösung) als auch dunkle Seiten und können zu zerstörerischer Gier (Sexualtrieb) und Hass (Todestrieb) werden.

Dunkle Gefühle sind in der Regel verbunden mit einer körperlichen Wahrnehmung von Enge und helle mit einer körperlichen Wahrnehmung von Weite.

Soll im Rahmen von Qigong und Taijiquan als Übungswegen zum Einssein mit dem Dao intensiv an der Auflösung von blockierten Gefühlen gearbeitet werden, ist das nur mit einer Lehrkraft möglich, die damit Erfahrung hat. Diese muss ihre eigenen Verletzungen und Traumata kennen und die damit verbundenen Gefühle weitgehend verarbeitet und integriert haben, ihr Ego transzendieren können und aus der inneren Verbundenheit mit einer höheren beziehungsweise tieferen Ebene sprechen und wirken können. Nur ein Lehrer oder eine Lehrerin mit diesen Qualitäten bringt das Feingefühl mit, Schülerinnen und Schüler bei der Auflösung ihrer eigenen Blockaden zu begleiten, sie in Kontakt mit der tiefen Seins-Ebene zu bringen und darin zu unterstützen, sich auf dieser Ebene zu verankern.

Es geht darum, in einem lebendigen Austauschprozess zwischen Lehrer und Schüler, unter der Aktivierung heller und leicht „brennbarer“ Gefühle diese „alten Geschichten“, alte dunkle, kalte Gefühle zu verarbeiten und loszulassen, ohne dass neue Geschichten daraus gemacht werden. Kalte, dunkle Gefühle können mit Hilfe warmer heller Gefühle zum Schmelzen gebracht werden, so dass aus eingefrorenen Gefühlen „fließendes Wasser“ werden kann.

Hier geht es darum, die eigenen hellen kreativen Ressourcen zu aktivieren, das eigene oft ruhende positive Potenzial zu entdecken und die Regenerations- und Widerstandskräfte zu aktivieren. (Siehe hierzu das Salutogenese-Konzept nach Aaron Antonovsky und seine Definition von Kohärenzgefühl: Das Vertrauen in die Bewältigung von

Schwierigkeiten zu entwickeln durch Verstehbarkeit, Handhabbarkeit und Sinnhaftigkeit. -Siehe Fußnote dazu, am Ende des Textes).

Dieser Auflösungsprozess in einem „spirituellen Dialog“ zwischen Lehrerin und Schülerin ist wie ein „Tanz auf dem Dachfirst“ zu verstehen. Es geht immer darum, ein Zuviel oder ein Zuwenig von der einen oder anderen Seite zu vermeiden, so dass der „Tänzer“ (der Schüler) nicht nach links oder rechts vom Dach rutscht oder ins Taumeln gerät. Es geht um ein „müheloses Bemühen“, das Leben zum Fließen zu bringen und Altes und Überholtes loszulassen und zu vergessen.

So wie jede Zelle des biologischen Körpers sich nur in einem ständigen Geborenwerden regenerieren kann, wenn Altes in den Zellen stirbt. Denn das Leben besteht nicht aus dem Gegensatzpaar Leben und Tod, sondern aus den prozesshaften Polen von Geborenwerden und Sterben. Dieses innere Sterben (Loslassen) anzuerkennen ist sehr wichtig, um diesen inneren Prozess durchleben zu können. Das ewige *„Stirb und Werde“* (J. W. v. Goethe) in sich zu erfahren, im „ewigen spielerischen Hier und Jetzt“, in dem wir mit innerer Gelassenheit allen Schmerz der Welt in uns erfahren – aber nur den Schmerz und sonst nichts, keine Gedanken oder Geschichten darüber entstehen lassen – und ihn dadurch befreien. Dann können wir inneren Frieden erfahren und uns in der großen Stille verankern.

Für den Unterricht: *Wie wir gesehen haben, kann nicht jede notwendige Arbeit für einen spirituellen Prozess im Rahmen von Qigong- und Taijiquan-Unterricht erfolgen, sondern es ist gegebenenfalls externe psychotherapeutische Hilfe erforderlich. Wird von jemandem, der einen Weg der stillen und bewegten Meditation praktiziert, ein Therapeut zu Rate gezogen, so sollten dieser selbst Praktizierender sein und wissen, um was es in der Meditation geht. Nur so ist gewährleistet, dass der oder die Übende in ihrem Anliegen, das Einssein mit dem Dao zu erlangen, in angemessener Weise Unterstützung findet.*

Einfache verdrängte Gefühle können jedoch auch im Rahmen von Gruppenarbeit innerhalb einer Qigong- oder Taijiquan-Gruppe aufgelöst werden, wenn die Lehrkraft selbst ausreichend Erfahrung mit solchen Prozessen hat. Es wird in dieser Arbeit immer darum gehen, eigene Gefühle wahrzunehmen (sie also nicht zu verdrängen), sie zu benennen und wenn erforderlich auch auszudrücken, sie andererseits aber auch wieder loslassen zu können, also nicht daran hängenzubleiben und sich wieder anderen Themen zuzuwenden.

Dies erfordert jedoch zusätzliche Zeit für die Übungsgruppe und kann in der Regel nicht im Rahmen des üblichen Form- und Energie-Unterrichts geleistet werden. Hier kann bereits von einer fortgeschrittenen Dao-Arbeit gesprochen werden, wenn eine Gruppe sich mit Hilfe eines qualifizierten Ausbilders oder Therapeuten bei einem zusätzlichen Übungstermin auf einen derartigen Prozess einlässt.

8.6 - Geistige Arbeit

Übungen der Achtsamkeit in der bewegten Meditation, zum Beispiel auf einzelne Prinzipien, wie Sinken, Konzentration auf das Bauchzentrum, usw. und in der sitzenden, stillen unbewegten Meditation auf den Atem, können in den bewussten Tiefschlafzustand führen. Der sogenannte wache Tiefschlafzustand, in dem die Gehirnschwingungen bis auf ein Minimum heruntergefahren sind, ist ein Teilaspekt des „Trainings der Bewusstseinszustände" (Wach-, Traum-, Tiefschlaf- und non-duales Bewusstsein). Ihm kommt neben der Arbeit mit den Gefühlen auf dem Weg zum Einssein mit dem Dao eine besondere Bedeutung zu. Auch der innere Beobachter, der alles wahrnimmt, wird entwickelt und wieder losgelassen, damit alle Bewusstseinszustände in eins im non-dualen Bewusstsein zusammenfallen können.

Durch die geistige Arbeit werden die Beruhigung und das Schweigen der Gedanken, hin zu einem leeren Geist, in der bewegten und der sitzenden Meditation (siehe Gedankenarbeit vertieft. Auch wenn dieser Aspekt von Anfang an beim Üben der Figuren und Formen eine wichtige Rolle spielen sollte, kommt dieser Übung im letzten Schritt noch einmal eine ganz besondere Bedeutung zu. Dann kann es ein, dass die bewegte Meditation des Qigong und des Taijiquan allein nicht mehr ausreichend ist. Zusätzlich zur bewegten Meditation sollte dann stille, unbewegte Meditation praktiziert werden. Diese Form der Meditation ist in der daoistischen Tradition unter dem Begriff Zuowang (Sitzen in Vergessenheit) bekannt. Sie hat eine große Ähnlichkeit mit dem buddhistischen Dao Chan (japanisch Za-Zen) und der christlichen Kontemplation.

Allerdings strebt nur die christliche Kontemplation zur höchsten Erkenntnis im Sinn des Einsseins mit dem Dao. Christliche Meditation bleibt in der Regel in bildlichen Vorstellungen von einem persönlichen Gott gefangen. Unter christlicher Meditation wir oft eine Meditation über den Sinn von Bibeltexten verstanden. Sitzende Formen der Meditation, wie Zuowang, Dao Chan und Kontemplation können jedoch die geistige Arbeit so vertiefen, dass eine vollständige Verankerung im non-dualen Geist im Einssein mit dem Dao gelingen kann. Sie ist darauf ausgerichtet, Körperempfindungen, Gedanken, Gefühle, Energiewahrnehmung, die persönliche Geschichte und damit alle Ich- und Egoprägungen hinter sich zu lassen und das reine Nichts (Wu) beziehungsweise den Urgrund zu erfahren, in dem das ganze Universum enthalten ist.

Für den Unterricht: *Im letzten Schritt kann es gelingen, dass Körper, Energie und Geist in eins zusammenfallen, wenn der Schüler oder die Schülerin dafür offen beziehungsweise dazu bereit oder reif sind. Eine gelungene Kommunikation und Vermittlung des Sinns auf dem Weg zum Dao (auf allen beschriebenen Ebenen) ist dabei unerlässliche Voraussetzung. Eine gelungene Arbeit mit den Gefühlen und dem Auflösen von Gefühlsmustern kann dabei außerordentlich hilfreich sein.*

Sowohl bei der Beschreibung der notwenigen Arbeit mit den Gefühlen als auch bei der Beschreibung der geistigen Arbeit wird deutlich, dass dieser Schritt nur von einem authentischen Qigong- oder Taijiquan-Lehrer beziehungsweise einer solchen Lehrerin vermittelt werden kann, die mit dieser Arbeit Erfahrung haben. Hier geht es um ein wirklich fortgeschrittenes Üben, das auch für viele, die Qigong und Taijiquan schon lange lernen in die Tiefe des Einssein mit dem Dao führen kann. Auch für Unterrichtende selbst kann diese eine große Hilfe sein, um den eigenen Weg zu vertiefen und authentisch zu vervollständigen.

8.7 - Das Einssein mit dem Dao als Allverbundenheit erfahren

Alle fünf Aspekte des Dao können durch intensives Üben in eins zusammenfallen und zum „Erwachen im Dao“ führen. Das Einssein im Dao beschreibt eine Ebene, die alles Wahrnehmbare durchzieht und damit alle Welten „durchsichtig“ erscheinen lässt. Wird sie erfahren, dann ist alles eins. Bildlich gesprochen: Der Schöpfer der Choreographie, der Tänzer, die getanzten Figuren und Formen und der Tanzschritt verschmelzen mit dem Atemrhythmus des ganzen Universums. Nichts und Etwas sind eins, sowie Vordergrund (Film) und Hintergrund (Leinwand) im Lebensfilm eins sind. Der Übende ist zum Einssein mit dem Dao erwacht. Dann geht es darum, sich in diesem Bewusstsein dauerhaft zu verankern und es zu stabilisieren und es nicht wieder zu verlieren. Wer aufwacht kann auch wieder einschlafen. Eine lebenslange Herausforderung, ganz einfach, wach und präsent zu sein, mehr nicht! Die Lebenserfüllung an sich.

1) Fußnote:

Die Wissenschaft unterscheidet zwischen Pathogenese (Die Wissenschaft von den Krankheiten) und der Salutogenese (Die Wissenschaft von der Gesundheit, bzw. von den gesunden Lebensbedingungen. Aron Antonovsky gehört zu den Pionieren dieser noch jungen Wissenschaftsdisziplin.

Regenerations- und Widerstandskräfte für die Gesundung entwickeln sich nach seinen Forschungen durch das sogenannte Kohärenzgefühl. Damit ist vereinfacht gesagt die Fähigkeit des Menschen gemeint, ein Problem, eine Krankheit oder ein ungesundes Geschehen zu verstehen und eine Sinnhaftigkeit darin zu erkennen. Dies ist die Grundlage dafür um das Vertrauen zu haben oder zu entwickeln Handlungsstrategien zu finden, um mit dem „krankhaften Geschehen“ umzugehen und Lösungen für ein gesünderes - oder besser noch - gesundes Leben zu finden.

Abbildungsverzeichnis

1. Kapitel

Keine Abbildungen

2. Kapitel

3. Kapitel

4. Kapitel

Anhang

Herausgeber und Autor

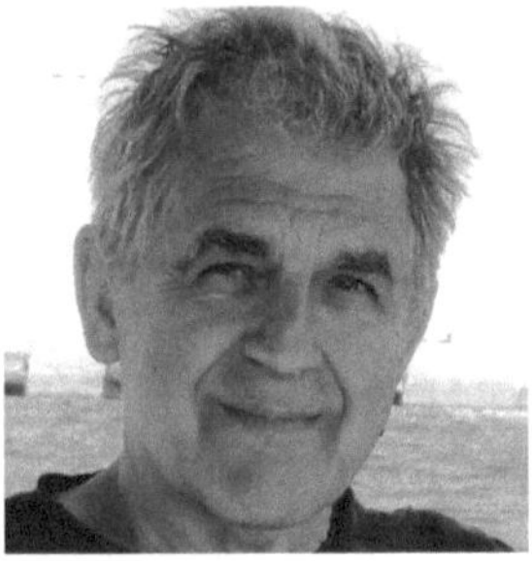

Klemens J.P. Speer, Autor mehrerer Bücher zu Taijiquan und Qigong, Spiritualität, Zen und Kontemplation und über seine Nahtoderfahrung, die im Verlag: Lotus-Press.com, erschienen sind. Er begleitet Unterrichtende in sitzender und bewegter Meditation (Zen, Kontemplation - Qigong und Taijiquan).

Klemens Speer ist Jahrgang 1949, Zen-Lehrer (in der Tradition von Willigis Jäger), Qigong-Lehrer (Netzwerk) und Taiji-Lehrer und Taiji-Ausbilder (DDQT). Unterricht in sitzender und bewegter Meditation und Taiji seit 1989. Ausbildung von Taiji-Kursleitern und –Lehrern seit 1998. Internet: www.ost-west-spirit.de

Autoren

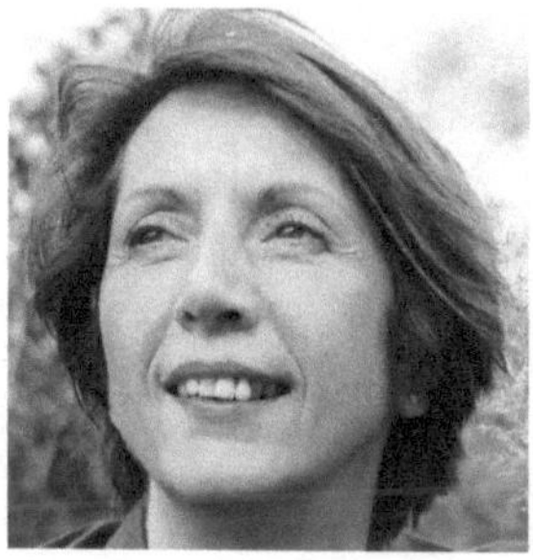

Jutta Greve, Jahrgang 1959, Begleitende Kinesiologin, Geistige Heilerin (DGH), Taiji-Kursleiterin und seit 2008 Taiji–Lehrerin. Von 2015 bis 2017 Mitarbeit als Ausbilderin zum Taiji-Kursleiter und -Lehrer bei Klemens J.P. Speer. Internet: www.juttagreve.de

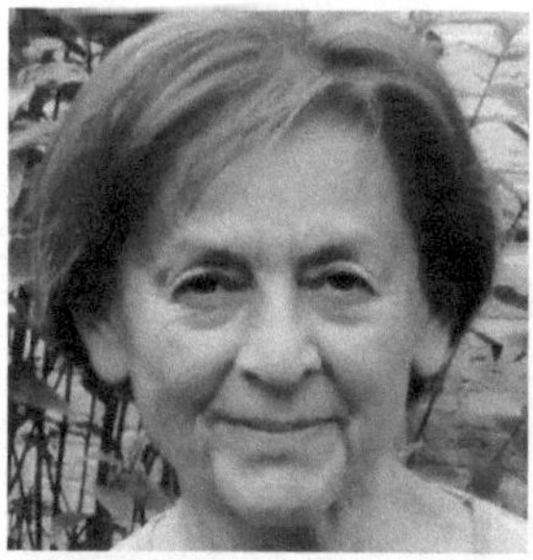

Christiane Harting, Jahrgang 1954, langjährige Yoga-Praxis, Taiji-Kursleiterin und seit 2008 Taiji–Lehrerin.

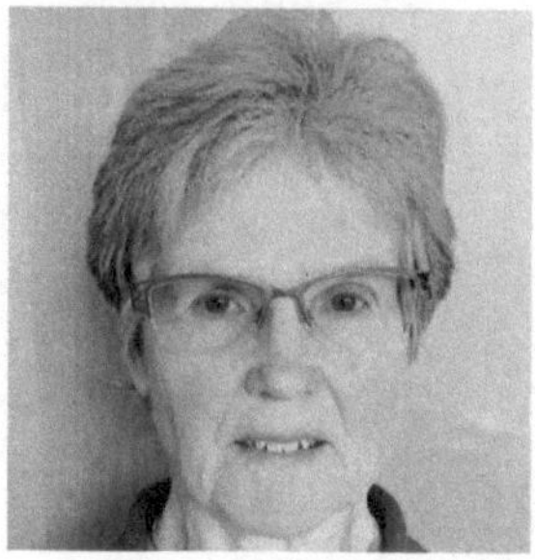

Margarete Kaufung, Jahrgang 1954, Übungsleiterin im Gesundheitssport, Taiji-Kursleiterin und seit 2008 Taiji–Lehrerin.

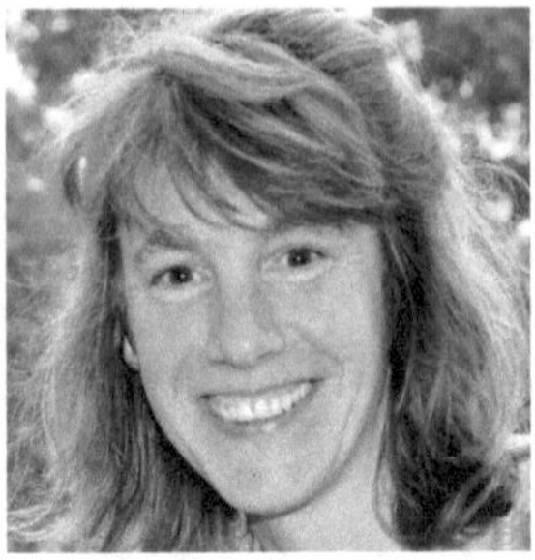

Kim Susann Lühmann, Jahrgang 1971, Physiotherapeutin, Heilpraktikerin, Osteopathin in eigener Praxis, Geistige Heilerin (DGH), Taiji-Kursleiterin seit 2006 und Taiji-Lehrerin seit 2018, in der Weiterbildung zur T'ai Chi-Ausbilderin.

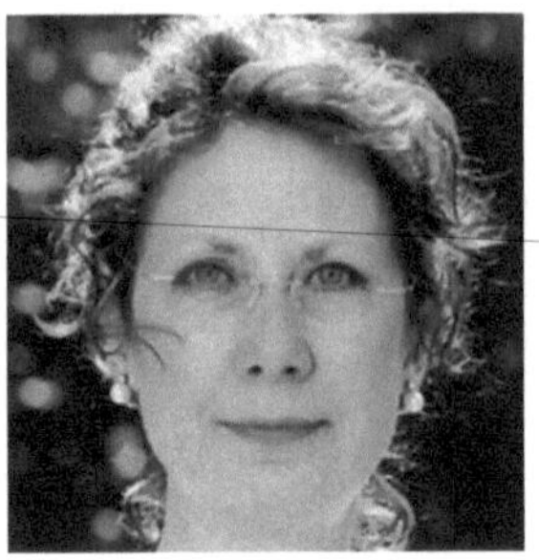

Hildegard Malz, Jahrgang 1953, Krankenschwester, Reiki Grad I, Taiji-Kursleiterin und seit 2012 Taiji-Lehrerin. Mitarbeiter in den Ausbildungen zum Taiji-Kursleiter und -Lehrer in 2008/9 und seit 2018.

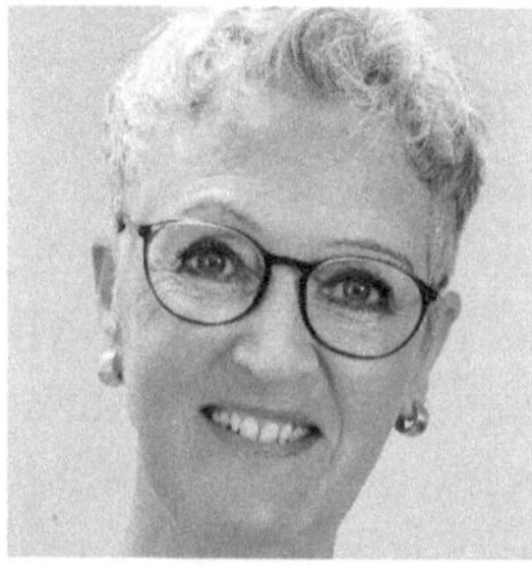

Annette Schone, Jahrgang 1959, ist seit 2008 Taiji-Lehrerin und unterrichtet Kurse im Gesundheitssport, T'ai Chi, Qigong und Yoga im eigenen Fitness- und Gesundheits-Studio DREI FIT. Sie hat ein T'ai Chi-Übungsprogramm für Parkinsonpatienten entwickelt und ist zudem Buchautorin. Internet: https://www.quakenbrueck24.de/fuer-anbieter.html

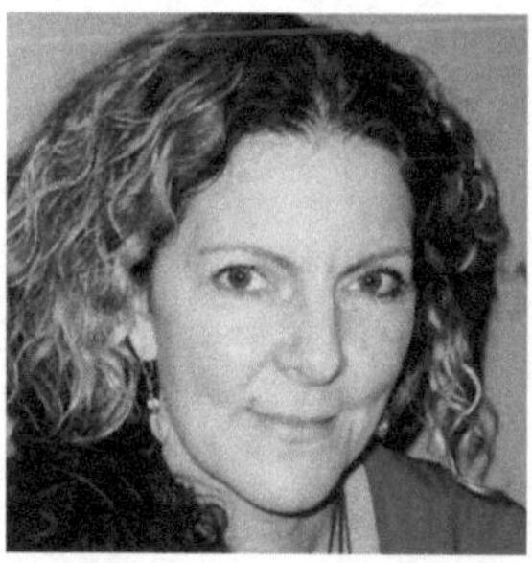

Manuela Werner, Jahrgang 1961, Übungsleiterin im Gesundheitssport seit 1996, Reiki-Meisterin, Taiji-Kursleiterin und seit 2008 Taiji-Lehrerin, Yoga-Lehrerin seit 2015, Spirituelle Begleitung in eigener Praxis. Internet: http://urlm.de/www.lichtblicke-mw.de

Danksagung

Mir ist es ein besonderes Anliegen, mich bei allen oben genannten Autoren ganz herzliche zu bedanken, dass Sie ihren Vortrag für dieses Buch zur Verfügung gestellt haben. Mir ist bewusst, wie viel Energie alle Autoren investiert haben und wie groß das persönliche Engagement war, um das jeweils Beste aufs Papier zu bringen.

Alle Beteiligten haben zudem ihren T'ai Chi-Lehrerabschluss über viele Jahre vorbereitet und bilden sich auch heute noch regelmäßig weiter.

Bedanken möchte ich mich auch bei meiner Frau Kim Susann Lühmann, die sich die Mühe gemacht hat, alle Vorträge noch einmal Korrektur zu gelesen.

Großer Dank geht auch an Andreas Seebeck für den Satz des Buches und für seine Verlagsarbeit.

Osnabrück, den 30.8.2019
Klemens J.P. Speer

Auch von Klemens J.P. Speer

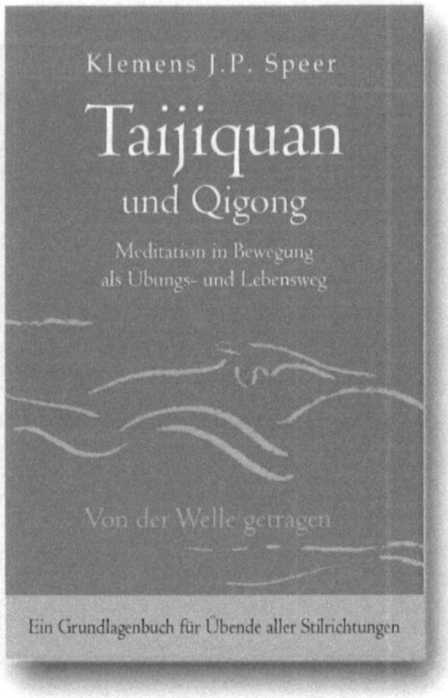

Klemens J.P. Speer

Taijiquan und Qigong - Meditation in Bewegung als Übungs- und Lebensweg

Von der Welle getragen - ein Grundlagenbuch für Übende aller Stilrichtungen

Taiji (Taijiquan und Qigong) als Übungsweg führt über Körpertraining und Energiewahrnehmung hinaus zur Erfahrung des Einsseins mit dem Dao. Die Wahrnehmung von Körper, Energie und Geist fallen in dieser Erfahrung der Wirklichkeit in Eins zusammen. Dieses Grundlagenbuch vermittelt auf dem Fundament der daoistischen Tradition ein modernes Verständnis, wie Menschen im 21. Jahrhundert Taiji für ihre eigene Entwicklung nutzen können und gibt Hinweise, wie Qigong und Taijiquan so geübt werden können, dass diese Ebene der Allverbundenheit erfahrbar wird und das Leben verwandelt.

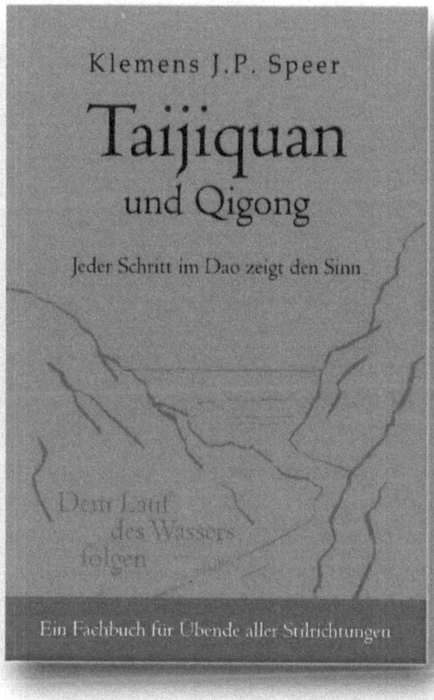

Klemens J.P. Speer

Taijiquan und Qigong - Jeder Schritt im Dao zeigt den Sinn

Dem Lauf des Wassers folgen - ein Fachbuch für Übende aller Stilrichtungen

Taiji (Qigong und Taijiquan) als Lebensweg führt in die tiefe Erfahrung von Verbundenheit von Körper, Energie und Geist, zum Einssein mit dem Dao, zur Wahrnehmung von Allverbundenheit. Ausgehend von den alten daoistischen Traditionen und dem bereits 2014 erschienenen Grundlagenbuch, vermittelt dieses Fachbuch ein modernes Verständnis für Menschen im 21. Jahrhundert. Eine besondere Rolle spielt dabei die Verbindung von bewegter und sitzender Meditation. Die innere Entwicklung des Übenden über verschiedene Entwicklungszustände, Taiji und Kampfkunst, Taiji im Management und Taiji und der Hintergrund des Übens in der westlichen Kultur werden fachkundig vermittelt.

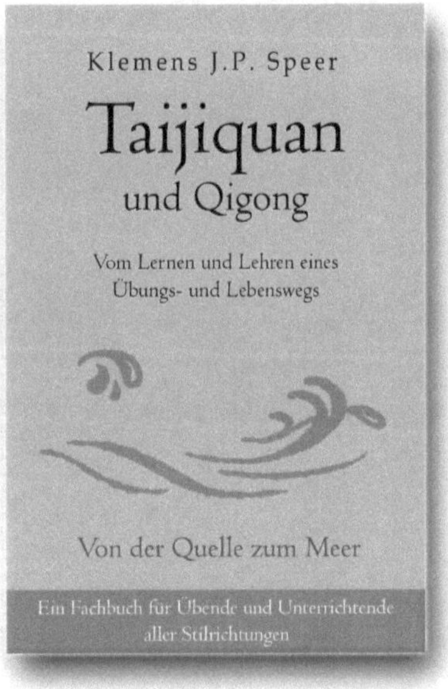

Klemens J.P. Speer

Taijiquan und Qigong: Vom Lernen und Lehren eines Übungs- und Lebenswegs

Von der Quelle zum Meer - ein Fachbuch für Übende und Unterrichtende aller Stilrichtungen

Qigong und Taijiquan als Übungs- und Lebenswege führen in die tiefe Erfahrung der Einheit von Körper, Geist und Seele, des „Eins sein mit dem Dao“. Der Autor zeigt Unterrichtenden und Übenden mit langjährigen Erfahrungen in Qigong und Taijiquan einen klaren Weg auf. Durch die enge Kombination von sitzender und bewegter Meditation in Verbindung mit der Arbeit am Gefühls- und Energiekörper kann das „Eins sein mit dem Dao“ schon „jetzt“ erfahren werden. Ausgehend von den alten daoistischen Traditionen und einem modernen westlichen Verständnis vom „Erwachen“ weist er einen klaren Weg.

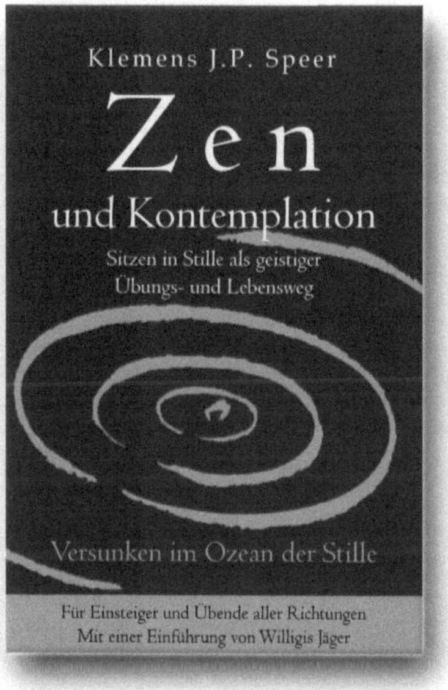

Klemens J.P. Speer

Zen und Kontemplation - Sitzen in Stille als geistiger Übungs- und Lebensweg

Versunken im Ozean der Stille - für Einsteiger und Übende aller Richtungen, mit einer Einführung von Willigis Jäger

Zen und Kontemplation – zwei Begriffe aus unterschiedlichen Kulturen, die dasselbe meinen: Die Konzentration auf das Innere, eine Art stille Meditation, die Verbindung mit uns selbst, unserem Atem, dem Leben insgesamt. Ziel dieser spirituellen Übungen ist es, die "Allverbundenheit" zu erfahren, sich also mit sich selbst, allen Wesen und auch dem Göttlichen verbunden zu fühlen. Klemens J.P. Speer zeigt hier, wie man auch als Mensch des 21. Jahrhunderts diese uralten Meditationsformen zur persönlichen Entwicklung nutzen kann.

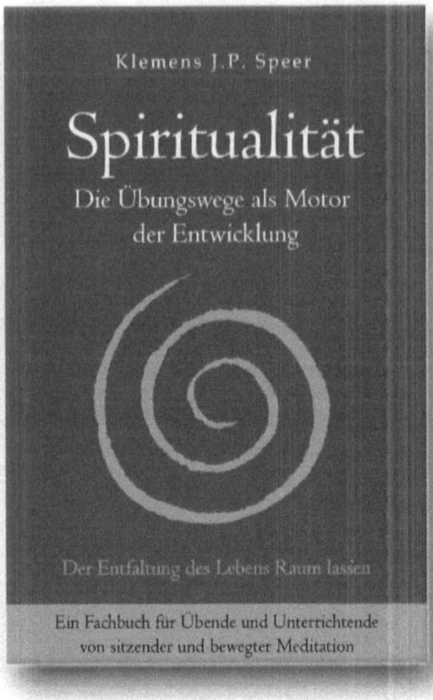

Klemens J.P. Speer

Spiritualität - Die Übungswege als Motor der Entwicklung

Der Entfaltung des Lebens Raum lassen - ein Fachbuch für Übende und Unterrichtende von sitzender und bewegter Meditation

Spiritualität ist zum Modewort geworden, aber was ist darunter zu verstehen? In diesem Buch wird eine neue, weite und weltoffene Perspektive einer evolutionären Spiritualität für das 21. Jahrhundert vorgestellt. Eine Entwicklungsphilosophie der persönlichen und gesellschaftlichen Entfaltung, die alle Menschen mitnehmen kann. Die Erkenntnisse der integralen Bewusstseinsforschung sind das Fundament für eine zeitgemäße Vermittlung von sitzender und bewegter Meditation. Sie können mühelos auf Taijiquan, Qigong, Zen, Kontemplation und Yoga übertragen werden. Dies wird anhand einiger Beispiele aus Taiji und TCM (Traditionelle Chinesiche Medizin) aufgezeigt.

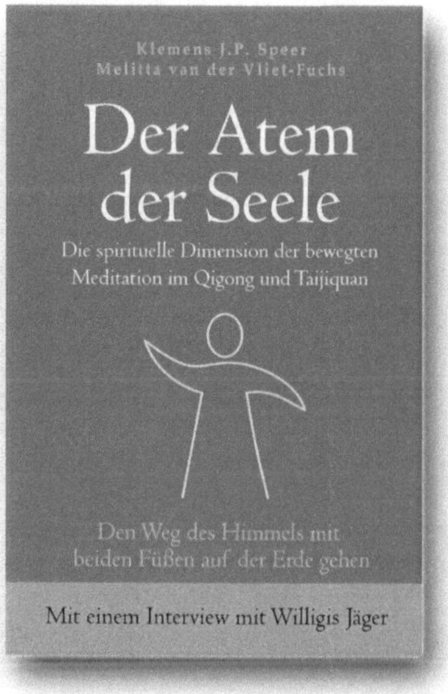

Klemens J.P. Speer & Melitta van der Vliet-Fuchs

Der Atem der Seele: Die spirituelle Dimension der bewegten Meditation im Qigong und Taijiquan

Weich fließende, langsame Bewegungen aus der alten chinesischen Tradition des Qigong und Taijiquan haben Heilkraft für Körper und Geist. Getragen von der Erde und aufgerichtet zum Himmel erfahren wir unsere ursprüngliche Würde als Mensch ganz neu. Wir werden uns unserer inneren Mitte und Lebendigkeit bewusst – unsere Seele atmet auf. So entsteht ein Nährboden für die spirituelle Dimension unseres Lebens, die zu mehr Lebensfreude und Kreativität sowie Verbundenheit mit uns selbst, unseren Mitmenschen und der gesamten Schöpfung führen kann.Dieses Buch richtet sich an Interessierte, Übende und Unterrichtende der bewegten Meditation im Qigong und Taijiquan. Die Beiträge geben Anstöße, um einen integralen, körperlich-geistigen Übungsweg für sich zu entdecken oder zu vertiefen und das Leben mit Wachheit und Liebe zu gestalten.

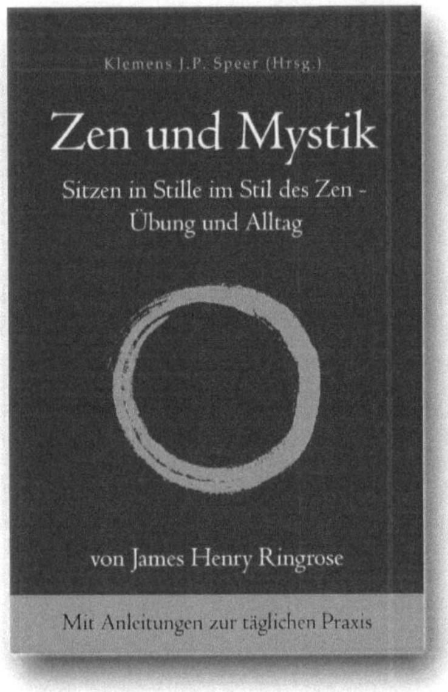

Klemens J.P. Speer (Hrsg.)

Zen und Mystik: Sitzen in Stille im Stil des Zen - Übung und Alltag

Zen und Mystik, Sitzen in Stille als geistiger Übungs- und Lebensweg kommt in unserer Zeit eine immer größer werdende Bedeutung zu. Das für den Westen entwickelte, aus den buddhistischen Traditionen in weltliche Form übertragene Achtsamkeits-Training von Jon Kabbat-Zinn, ist inzwischen für viele Menschen, die in sozialen und therapeutischen Einrichtungen tätig sind, zur Zusatz-Ausbildung geworden. Achtsamkeits-Übungen sind eine wichtige Grundlage für „Zen und Mystik", für buddhistisches Zen und christliche Kontemplation aus Ost und West. Zen und Mystik führen jedoch ein großes Stück weiter in die Tiefe, über das Achtsamkeits-Training hinaus, in die innere Erfahrung von Eins-Sein, in das Non-duale Bewusstsein. Das Buch dokumentiert Texte aus zwei Sesshins - zu den zehn Ochsenbildern und zu Franz von Assisi - und einen Vortrag über die Spiritualität bei Vincent van Gogh.

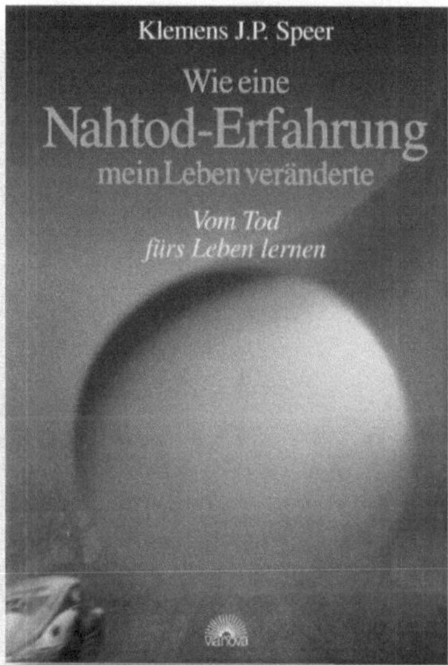

Klemens J.P. Speer

Wie eine Nahtod-Erfahrung mein Leben veränderte - Vom Tod fürs Leben lernen

Nahtod-Erfahrungen sind faszinierend und werden inzwischen aus vielen Perspektiven erforscht: medizinisch, neurophysiologisch, psychologisch und in der modernen Bewusstseinsforschung. Auch mystische Traditionen aller Richtungen berichten von ihnen.

Das Buch beschreibt die Kriterien von Nahtod-Erfahrungen (NTE) und die persönliche NTE-Erfahrung des Autors bei einem schweren Unfall. Zudem werden Wege aufgezeigt, wie diese tiefe Erfahrung in den Alltag integriert werden kann.

Printed in Poland
by Amazon Fulfillment
Poland Sp. z o.o., Wrocław

34291262R10107